ハーバードの
研究員が教える

脳が冴える33の習慣

川﨑康彦 医学博士

アスコム

はじめに

私は2003年11月から2008年3月まで、ハーバード大学医学大学院の医療機関であるブリガム・アンド・ウィメンズ病院麻酔科の疼痛《とうつう》研究所に在籍し、研究員として過ごしました。ここで約4年間、神経生理学を専門として脊髄、脳について研究していました。

研究所に在籍した間、私はさまざまなプロジェクトチームに参加することができました。

その結果、在籍4年間で10以上のプロジェクトに関わりました。これは、平均的なペースと比較すると、驚異的に多い数だったようです。

こうした経歴だけを目にすれば、私のことをトップクラスで研究をしてきたエリートの1人だと思われるかもしれません。

しかし私は元々、自分でもうんざりするような冴えない人間でした。小中学生の頃は、勉強もスポーツも「中の下」に届くかどうかという、いわゆる〝できない子〟の典型でした。

そんな冴えない私が、なぜ世界トップクラスと呼ばれるハーバードの研究員として実績を残し、今、願った通りの人生を送ることができているのでしょうか。

それは、「脳を冴えさせる」ことを意識しているからです。
具体的にいえば、脳をうまく使い、固定観念を覆すことです。

ハーバード時代の上司や同僚を見ると、脳をうまく使い、常に頭が冴えている状態を保っていました。いつもアイデアにあふれ、実行力もありました。しかし、それは彼らがずば抜けた記憶力や計算力を持っていて、結果を何より重視する個人プレイヤーだからできたことなのでしょうか。

いいえ、実はまったく逆だったのです。彼らと接してみて、むしろ記憶することが苦手な人が多かったと記憶しています。例えば、昨日の晩ごはんに何を食べたかと聞いても、とっさに思い出せないといった具合です。

一方で彼らは、誰に対しても心を開いていて、いつも発想が柔軟でユーモアにあふれていました。

そして、**脳の使い方がワンパターンにならないように心がけているようでした。**それを、人間関係やプロジェクトのチーム作りに始まり、アウトプットの方法やその他の些細なことにおいてまで、習慣のように行っていたのです。

○脳の特定の部分ばかり使うと考え方もワンパターンになる

普段の私たちは、気付かぬうちに脳の特定部分ばかりを使いながら生活しています。それは無意識に行われていることです。

脳は、自分自身を守るために機能しています。**危険を避けるために、過去に経験してきたことのなかから、安全なものや楽なものを選んでいるのです。**

特定の部分だけを使うこと、いわば脳が「出し惜しみ」をすることは、自然な働きなのです。

その人らしさと言えるかもしれませんが、それは行動をパターン化し、同じようなアイデアだけを思いつくような思考回路を作り上げてしまうことにもなります。

「がんばっていてもなかなか結果が出ない」「自分の理想になかなか近づけない」と悩んでいるときには、実は、脳の使い方がワンパターンに陥っているかもしれないのです。いろんな可能性を考えたり、違った解決法を思いつけなくなったりしているということです。知らずしらずのうちに、自由で柔軟な発想ができなくなってしまうわけですね。

さらに、固定観念にとらわれていると脳そのものの進化が止まり、「老化」してしまいます。脳の老化は、ヤル気を奪ってひきこもりという名の孤独につながったり、認知症になったり、目に見えた「老化」へとつながります。

でも、ご安心ください。

脳の使い方を変えさえすれば、このパターン化は解除されます。自由な発想がわき上がり、脳を大きくパワーアップさせることができるのです。

では、ハーバードの研究員は、ワンパターン化を防ぐためにどのように脳を使っていたのでしょうか。大きく、以下の2つのことが挙げられます。

- **ワクワクした気持ちで過ごす**
- **意識的に行動を変え続ける**

研究室の同僚たちは、自分の専門分野についていつもワクワクしながら研究をしていました。彼らは時に子どもっぽく見えるほど、研究に対して純真無垢でピュアな心を持っていました。

脳は神経細胞をつなぐシナプスという部位で情報を伝達していますが、実は「ワクワクしているとき」には、そこにいつもと違う情報が流れているのです。すると、パターン化したシナプスの働きが変わってきます。つまり、ワクワクすることは、考え方のパターンも変えていくということです。

彼らは、ワクワクすることがうまいだけでなく、推進力や実行力もずば抜けていました。ワクワクが生み出す情熱によって周囲の人を巻き込み、仲間にしてしまう能力も併せ持っていたのです。ワクワクと情熱によって研究チームが結成され、チームメンバーのワクワクの相乗効果が重なり続けて目標が達成されていくのを、私は何度も目にしてきました。日常をワクワクして研究に取り組んだことが、結果として輝かしい実績につながったのです。

○ 思考回路は簡単に変えられる

脳の一部分しか使われないことで行動がパターン化し、思い浮かぶアイデアも固定化されてしまう……。そんな硬直化を打破するには、脳の使い方を変えればよいとお伝えしました。では、実際にどうすればいいのか？　それは、いつもと違う行動を意識すればいいのです。

いつもの決まった朝食メニューに、フルーツを1つ足してみるなど、簡単なことでかまいません。また、日本ならではの四季の変化を感じてみてもいいでしょう。春にお花見をして、夏には海に行き、秋は紅葉を見て、冬にはスキーをするというように、春夏秋冬を感じられる場所を訪れるだけでも、十分に脳は活性化します。

脳で考えたことが行動を決めていきますが、逆に行動が脳の働きにも影響しています。脳に異なる情報が伝わることで、新たな思考回路が作られるのです。考え方そのものを変えたいと思っても、実際には難しいものです。このように、いつもの行動を少し変えるだけであれば、比較的取り組みやすいのではないでしょうか。

具体的な方法は、「33の習慣」として、これから紹介します。私がハーバードの研究室にいた頃に上司や同僚の仕事ぶりを見て発見した方法と、私自身が経験して導いた方法です。ハーバードで脳を研究していた医学博士として、できる限りわかりやすく、簡単に脳の使い方が変わるものを紹介しています。

本書で紹介している習慣を実践すれば、脳が冴えてきます。すると、今までとは違う考え方や、新しい視点を手に入れられるはずです。自分の意外性を生み出せる状態とも言えます。ハーバードの研究者と同じように、固定観念や思い込みにとらわれない自由な発想で、これまでは無理だと思っていた目の前の困難を乗り越え、常に前進していけるでしょう。

○思い込みを手放し
これからの人生を輝かせるために

最後に、私自身の経験をお話しします。

前述した通り、私は、勉強も運動もこれといって得意なことがない冴えない少年でした。小学校に入学してからも、靴の左右が見分けられなかったり、服のボタンを掛け違えたりと、同級生が当たり前のようにできることを習得するまで、かなり時間がかかりました。

特に注意されていたのは、いつも口がポカーンと開いていていてどこか関係ないほうを眺めていたこと。両親や担任の先生など、周囲の大人たちから先行きを心配されるほどでした。少し、いや、かなりマヌケな子どもだったのです……。

そんな調子でしたから自信を持てるはずもなく、自分は何をやってもできない人間だと思い込んでいました。

転機は中学生のときに訪れました。運動会の花形種目である1500メートル走のときです。この種目は、10クラスから上位10人ずつ、つまり100人が選抜されて競い合うものでした。各クラスから選ばれた精鋭たちの戦いですから、私など選ばれるはずがありません。

ところが、当日になってクラスの選手の1人が体調をくずしてしまい、どういうことか、代わりに私が走ることになったのです。

精鋭の10人はこの日のために練習を重ねてきましたから、1人でも欠けたら負けるだろうという思いがあったのでしょうね。それなら負けても当然、敗れても悔しくない人を選ぼうと、どう考えても勝てるはずのない私が指名されたというわけです。

本来なら、期待をもって選ばれたわけではないのですから、腹を立てたり、落ち込んだりしても不思議ではない状況です。

しかし、そのときの私はどういうわけか、理由はどうあれクラスの代表に選ばれたことをとても誇らしく思ったのです。そして、大舞台で走れることに、とにかく「ワクワク」していたのです。

運動会当日、レースは始まりました。私は自分のことをできない人間だと思っていますから、最初は最後尾を走っていました。ところが、ワクワクとした気持ちは持続していて、走っているのがとにかく楽しいのです。ちょっとがんばって前の人を追い越すと（それが人生初の人を追い抜く体験でした）、アドレナリンが吹き出すような感覚を覚えました。

結果は100人中の10位以内で、驚くことに上位入賞を果たしてしまったのです。

生まれて初めて心から楽しいと思える体験をし、さらに結果まで残せたことで、「もしかしたら自分がやろうと望んだことはやれるのではないか」と、意識がはっきりと変わったのを覚えています。

できないと思っていたことでも、ワクワクすることで結果が変わることを経験した私は、その後、地元で最も偏差値の高い高校に入学し、海外の大学の医学部にも進学でき、やがてハーバードの研究所からもご縁をいただくことができました。

その後も、セミナー講師、理学療法士、写真家、通訳、ＤＪ、睡眠カウンセラー、シューフィッター等々、さまざまな顔を持ち、場所も内容も選ばずにワクワクすることを続けています。

今、なんとなく自分はいまいちだと感じている人、もっとよい人生にしたいけどどうしたらいいかわからない人、変わりたいけど変わるのが怖いと感じている人は、**これからお伝えすることを実践すれば、脳の使い方が変わり、人生が輝き始めます。**

冴えない私でもできたのですから、あなたにもきっとできるはずです。

ハーバードの研究員が教える脳が冴える33の習慣　目次

第1章 ハーバード流「脳を目覚めさせる」5つの基本

第2章 「脳を使いこなせる」人が心がけていること

第3章 「脳が冴え、成果をつかむ」人の行動パターン

第4章 「あなたの潜在能力」を出し切る脳の使い方

第5章 誰もが能力を発揮できる「チームの条件」

第6章 世界トップの発想力・問題解決力を身につける

本書は、2016年1月に弊社より刊行された『ハーバードで学んだ脳を鍛える53の方法』を改題し、加筆・修正したものです。記述内容は、刊行時点（2016年1月）の情報等に基づいたものとなります。

第 1 章

ハーバード流
「脳を目覚めさせる」
5つの基本

習慣

01

脳を目覚めさせるキーワードは「ありがとう」

○ 最後にものを言うのは自由な発想力

脳が冴えるというと、皆さんはどんなイメージを持つでしょうか。

あらゆることをすぐに記憶できることでしょうか。斬新で画期的なアイデアが、次々と浮かぶことでしょうか。

そうしたことも大切ですが、ハーバードの研究所では、これまでの経験や思い込みにとらわれない、自由で柔軟な発想ができることを最も重要視します。どんなビジネスも研究も、最後は人から生まれた発想がカギだからです。

常識や知識にとらわれない、私たち一人ひとりの、自由で、闊達で、なんの固定観念にも縛られない発想。たとえ、それが当たり前で一般常識だと思われることに対しても。それこそがハーバードの研究員の特徴であり、価値なのです。

脳に自由な発想をさせるには、それを妨《さまた》げる脳のブロックを外します。その最初の取っ掛かりとして提案したいのが、「心がオープン」でいることです。

それには、「ありがとう」と感謝の言葉を口に出すことが、実は、最も簡単で効果的です。

そんなことが？　と思われたかもしれません。

でも、ありがとう、という言葉は、これから起こることがよい方向になるよう脳のレベルで左右するのです。

ハーバードの研究所にいた頃、愛情や感謝の言葉を照れることなく伝える人が多くいました。愛情表現が苦手でシャイな日本人が多い日本とは、国柄の違いもあるかもしれません。

しかし、いずれにしても、彼らはこの行動を通して、脳を自由な発想ができる状態に維持していたのです。

なぜ、他人に愛情や感謝を伝えると、自由な発想ができるのでしょうか。その秘密は、心がオープンである状態、つまり「オープンハート」という言葉が握っています。

その仕組みはこうです。

人の脳は、ネガティブな感情にいったん縛られてしまうと、思考にブロックがかかり、固定化されてしまいます。脳には、心が大きく動いたときのことを忘れないようにする働きがあるからです。オープンハートとは逆の状態、心を閉ざした状態になっているといえるでしょう。

このように、過去のネガティブな感情から思考が固定化すると、脳へ情報を伝達するシナプスの働きがパターン化してしまいます。その結果、これまでの経験や知識にとらわれ、新しい発想が生まれにくくなってしまうのです。

脳のブロックを解放する最良の方法が、感謝の気持ちを持ち、「ありがとう」と口にすることです。簡単そうですが、思考が固まっているとなかなかできません。

だからこそ思考を固まらせている過去の感情を、新しく感謝の感情に変えることで、相手に向かって心が開いた状態、いわばオープンハートの状態を作ります。

「ありがとう」の言葉によって心がオープンになると、ワンパターンだったシナプスの働きが変わります。ありがとうという感謝の言葉が、脳細胞と脳細胞、さらには新しく作られた脳細胞のシナプスをつなぐのです。つながりがどんどん広がることで、独自のアイデアが生まれ、固定化した観念や信念から解放され、自分の素直な心に従って行動ができるようになります。

○「ありがとう」と言うこととハーバードの研究は似ている

ありがとうは、物事の結果に対しての締めの言葉に思われがちですが、脳の働きから考えると、得られる結果よりもその過程や質を左右する言葉です。オープンハートにより、考え方が変われば、選ぶ行動も変わってきます。すると、おのずと結果も変わるからです。句読点で例えるなら、感謝は「、」で続き、文句や不平不満は「。」でコミュニケーションが途絶えてしまいます。「ありがとう」には、句読点のように、コミュニケーションをつなぐ作用があるわけです。

実は、研究にも同じことが言えます。

結果だけが注目されがちですが、実際にはどんな手順を選ぶのか、それらをどう結びつけて1つのストーリーにするかが重要で、その質により結果は大きく異なります。

だからこそ、いつも心をオープンにして、あらゆる考え方ができるようにしておくことが重要視されるのです。その結果、論文が採用される確率も高くなります。


家族への感謝を表す場として、ハーバードでは毎年、クリスマスシーズンになると、家族同伴でパーティーが開催されていました。

主にボスである教授が主催するこのパーティーでは、研究仲間の家族をもてなすために、料理や催しなどが用意されます。参加者は皆、1年間支えてくれた家族に心から楽しんでもらえるように、全力で趣向をこらします。そこでは、一切の見栄や恥のかけらもないほど、皆が子ども心に戻ってエンターテイナーになって、周りに楽しみを与えることだけを考えて行動します。

身近な人に感謝の気持ちを示すことができた彼らだからこそ、常にオープンハートが保たれ、研究に打ち込める自由な発想を維持できたのではないでしょうか。

習慣

02

仕事の前に「感謝ゲーム」で発想力を磨く

○自信がつき信頼関係も深まる

日常的に口に出して感謝の意を相手に述べる習慣をつけておけば、相手が誰であっても、すぐに「ありがとう」という言葉を発することができるようになります。

そうはいっても、会社の上司や同僚などには感謝の気持ちを伝えることができても、身近な人ほどおろそかにしてしまいがちです。

私も長年、母に「ありがとう」と言えませんでした。

それは、何かをしてくれて当たり前と思う相手に、わざわざ感謝の気持ちを伝えなくても分かってくれるという、甘えの感情が出てくるからです。改めて「ありがとう」と言うのが恥ずかしいというのもあるでしょう。また、近すぎて悪いところばかりが目に入ってしまいやすいのかもしれません。

感謝の気持ちを表すのが苦手だったり、照れくさかったりするなら、「感謝ゲーム」をするとよいでしょう。これは、私がハーバードの研究所に在籍中、ミーティングなどで人が集まった際に、儀式の1つとして行っていたものです。私が所属していた麻酔科では、集まった人が、次々に人への感謝の意を思いつく限り素早く挙げていくことで、脳が活性化するのを目的として行っていました。

感謝ゲームは、次のような要領で行いましょう。

STEP① **近くに座っている同僚などで、2人以上集まって行う**

STEP② **今、自分が感謝している事柄について順番に1つずつ挙げていく**

STEP③ **これを2分間、なるべく考え込まず、素早く続ける**

このゲームをすると、普段人に感謝の気持ちを伝えるのが苦手な人でも、自然にあらゆることに感謝する習慣がつきます。習慣化することで周りの人との関係性が良好になれば、さらに感謝の気持ちが芽生え、チャンスも倍増する好循環が生まれます。

そうはいってもつき合ってくれる同僚がいない、親しい人に改めて感謝の言葉をかけるのがどうしても恥ずかしいという方も安心してください。その場合、最初は、自室で、1人こっそりと感謝の気持ちを思いつくまま挙げていっても同じような効果があるので、試してみてください。

私のメンター(優れた指導者)の1人に、竹田和平《たけだわへい》先生がいらっしゃいます。竹田先生は「日本一の個人投資家」とも呼ばれた方で、104社の上場企業の大株主になったこともありました。そんな竹田先生も、「ありがとう」を言うのをとても大事にされ、1日3000回「ありがとう」と言うのを毎日継続することを推奨していました。それを実行に移した周囲の人たちは、運気が見違えるほど上昇したとのことですよ。竹田先生が亡くなった今も、ありがとうのエネルギーが私の心に宿っています。

もちろん、全部口にする必要はなく、心の中でつぶやくだけでも構わないとのことです。1時間継続すれば、3000回には達するとのこと。1秒に1回言えれば、50分で終わります。脳を冴えさせるため、チャンレンジしてみてはいかがでしょうか。

もう1つ、「ありがとうのシャワー」というトレーニングもあります。

1人を中央に置き、周りの人は中央に立つ1人に対して感じる感謝の気持ちを1分間、一斉に投げかけるのです。まるで、「ありがとう」というシャワーを浴びているかのような状態です。

私が体験したセミナーでは、20人が一緒に話し始めるので、一人ひとりの言葉を聞き分けることはできませんでした。とはいえ、弾丸のような感謝のエネルギーを感じると、中心に立った人は「自分って、こんなにも素敵なところがあるのか！」と気づきます。すると、自信が持てるだけでなく、相手への感謝の気持ちが湧いてきます。

結果的には、相互への感謝の気持ちが深くなり、ありがとうと言った人と言ってもらった人との信頼関係がいっそう深まります。このような一石二鳥の効果が、複数の人と同時に達成できるわけです。

20人ともなると大掛かりですが、5～6人でも、十分に感謝のエネルギーは感じられます。その際、単に「ありがとう」と言うだけでなく、「いつも○○をしてくれて、ありがとう」「こんなところに感謝しています、ありがとう」というように、感謝の理由を一緒に伝えましょう。

○ 脳が活性化し心も安定する

人に「ありがとう」という言葉が素直に言えるようになれば、脳細胞と脳細胞がシナプスを介して強く連結されていき、脳は活性化していきます。たとえネガティブな感情があっても、感謝の気持ちでつなげられたら全体としてポジティブに変えることができます。これがオープンハートの力です。ここで、このような相乗効果がもたらされているとき、脳はどのように働いているか、その仕組みを解説しましょう。

人には誰にでも、自分では持っているけれど他の人は持っていないものと、逆に他の人は持っているけれど自分では持っていないものがあります。脳が固定観念によって縛られている状態では、自分が持っていないものを持つ相手のことは、排除しようと考えがちです。自分の考えとは違う相手とは関わらないと決めつけてしまうのも、その一例です。

しかし、自分が関わるすべての人に心を開き、固定観念に縛られない状態を作っていれば、自分にないものを持っている人も受け入れようと考えられるようになります。そうすると、自分の強みだけでなく自分の弱みも受け入れられます。このように、すべてが自分だと認められ、自分をリスペクトできるようになれば、自ずと相手への共感や感謝の念も持てるようになります。

常に1つの方向、1つの考えだけにとらわれず、多様な考えや物事といった刺激を取り入れようとすれば、脳は変化し、進化していきます。こうした変化や進化は、外側からの刺激によって臨機応変に変動する神経細胞の特性の一種「シナプスの可塑《かそ》性《せい》」によって起こっていると考えられます。

シナプスとは、情報を化学的に伝達する部位です。シナプスとシナプスの間は完全につながっているのではなく隙間があり、そこで電気的信号を化学的信号に変換します。つまり、ここで次の神経細胞に情報を伝えるのです。細胞と細胞のコミュニケーションは、こうして起こっているわけです。

元来、人間の脳はワクワクやドキドキした行動によって進化するものですから、多くのさまざまな人と共感し、受け入れ、咀嚼していくことで、ますますワクワクが加速していきます。よい、悪い、優れている、劣っているなどにとらわれない発想で、すべてを愛おしく見る姿勢です。

人への「ありがとう」という感謝の念を持つことには、他にも脳にとってよい効能があります。その1つが、心が安定することです。

というのも、他者との信頼という心の状態が作り出されると、幸せホルモンとも呼ばれる「オキシトシン」という脳内の神経伝達物質が、視床下部と視索上核《しさくじょうかく》（脳下垂体）から分泌されるからです。特に、人に親切にして感謝されるだけでなく、人に感謝する感情を持つと、大きな癒やしが得られます。これによって、オキシトシンの分泌が活発になります。

近年の研究では、オキシトシンは以下のような働きがあると分かっています。

①人への親近感や信頼感が増す
②ストレスが減少して幸福感が得られる
③血圧の上昇を抑える
④心臓の機能を高める

オキシトシンが分泌されると、心の安定がはかられます。逆にマイナスの感情にとらわれて脳が、怒りや不安などの感情でいっぱいになれば、ワクワクする感情が持続したり、ワクワクする物事に取り組む情熱がそがれたりしてしまいます。

ですから、たとえ些細《ささい》なことにでも感謝し、その気持ちを伝えることは、相手のためになるだけでなく、自分にとっても非常に有用なのです。

まずは身近な人に「ありがとう」と伝えることから始めてみてください。3000回は無理でも「1日に最低10回は言う」くらいにすれば、無理なく長く続けられますよ。

習慣

03

「やりたいことリスト」で情熱に灯をつける

○ 怠惰な脳を放置すると成長の機会を逃してしまう

感謝の言葉で脳の使い方を変えられたら、それをさらに進化させる方法があります。それは「ワクワクを発見してすぐに取り組むこと」です。皆さんも子どもの頃、本当にやりたいことに没頭して、気がつけば長い時間がたっていたという経験があるでしょう。ワクワクすることは、本当に自分がやりたいことです。私も子どもの頃に、小説を読んでいたりゲームやパズルをしていたりすると、夢中になっていつの間にか辺りが暗くなっていたことがよくありました。

ワクワクして物事に取り組むと、脳は普段とは違う集中力やエネルギーといったパワーがみなぎります。ハーバードの研究員たちは、自分たちの専門分野についてワクワクすることにかけては、誰にも負けていませんでした。

実は、人間の脳は怠惰で、無意識のうちに安全で楽なほうを選ぶようになっています。これは日常生活にある危険を回避し、自分を守るためには必須です。しかし、脳の無意識の選択に任せていると、いつしか脳は成長を止めてしまいます。認知機能の低下を招くだけでなく、考え方が固定化してしまい、他者、さらに自分自身との孤立を生みます。そしていつしか、脳の成長を阻んで老化を促してしまいます。

この固定化した脳のパターンを壊すのが、自分の本当にやりたいことをやって、ワクワクに満ちた時間をすごすことです。ワクワクするとき、脳の神経細胞をつなぐシナプスには、いつもと違う情報が流れます。すると、パターン化したシナプスの働きが変わり、考え方の癖も変わっていきます。

○ 頭で考えずに直感に頼る

ワクワクすることを探すときに大切なのは、それを直感で導き出すことです。「自分はこれが好きだ」「これをしている自分が好きだ」→「だからこんなふうになりたい」などと、頭で考えすぎてはいけません。そう考えているのは、いつもの思考パターンに支配された脳だからです。

ワクワクを見つける上では凝り固まった思考パターンが邪魔になるものの、いざワクワクが見つかれば、それを実現するための行動については「考えること」が必要になります。「どうすれば叶うのか」「どんな行動をとれば、1歩でも自分の理想に近づくことができるのか」と、考えましょう。

とはいえ、普段から直感に頼りすぎていると、ワクワクが見つかったときに何をしたらいいのか考えるのが難しくなるのではないか。そんな懸念も生まれるでしょう。

ところが、**いったんワクワクが見つかれば、「ここに到達したい」という情熱に支えられ、直感的にさまざまな行動を起こしたくなるはずです。そういう意味でも、考えすぎによる直感力の低下を防ぐように心がけましょう。**

○「やりたいことリスト」で本当に望んでいることを見つける

自分が本当にやりたいと思っていることを見つけるには、「やりたいことリスト」を作ることが手助けになります。

「自分のやりたいことなんて、自分が一番わかっているよ！」なんて思うかもしれません。しかし、自分が心の底から望んでいることは、実は自分では気付けていないことも多いのです。

それはなぜなのか？

「やりたいことリスト」の作り方を紹介しながら、その理由も説明していきましょう。

○やりたいことを100個挙げてみる

「やりたいことリスト」は、自分がやりたいと思うことを最低でも、100個出すのが基本です。100個というのはあくまで最低限の数で、すんなり100個出せる人は200個を目指してください。

ここでは、数多く出そうとすることが重要です。やり始めは見えない制限の下で書いていますが、だんだん「これもできそうだ」と大胆になれるのです。

リストを作る真の目的は、やりたいことの裏に隠れている「内なる情熱」「ワクワク」を発見することです。

一般的な人は、やりたいことを100個挙げろと言われると、途中で行き詰まってしまうはずです。でも、そこからが自分の内面と向き合う作業のスタートなのです。

シンプルに「あなたのやりたいことは？」と問われると、最初は社会的に価値のあることやそのときに流行しているものなど、外部的な評価に左右されたものが出てきてしまいがちです。

それは、自分が心の底からやりたいこと＝ワクワクすること、ではないものです。本当にやりたいことは、必ずワクワク＝燃えるほどの情熱が根っこにあるはずです。「自分が本当にやりたいことはなにか？」と自問自答することで、外からの評価ではなく、「ワクワクすること」という自分自身の基準でリストを挙げていけるようになります。

○「できそうなこと」と「やりたいこと」は違う

「１００個どころか、10個も思いつかない……」なんて人もいると思います。

それは、「やりたいこと」ではなく「できそうなこと」を挙げているからです。

自分がやりたいことを実践できている人は、そう多くはないはずです。ほとんどの人が、チャンスとして与えられたはずの人生に対しやるべきことをこなしてきた人生を送ってきたのではないでしょうか。

しかし、それは自分らしい人生と言えるのでしょうか？　人生に責任を持たずに、他者に評価される生き方を選択しているのではないでしょうか？

「やりたいことリスト」を１００個挙げることは、そうした外から与えられた価値観を打破していくことが真の目的です。

10個程度しか挙げられないのは、ワクワクから生まれた発想ではなく、外面をよくしようと社会的目線で考えたり、そのときに流行していることしか目に入っていなかったりするためです。自分の気持ちから生まれるやりたいことに、恐れや不安を感じて、リストアップすることに制限がかかっているのです。自分の外側に目線を置くのではなく、内側にもっと目を向けていくのです。そして今まで恐れや不安、やらなければいけないことから選択や決断をしてきた人は気づいてください。今こそワクワクに注意を向け、行動を起こす時だと。

あるいは、初めから「できない」と諦《あきら》めてしまっている可能性もありますね。それは、自己肯定感が関係しているかもしれません。

自己肯定感とは、本来「ありのままの自分を肯定する」感覚のことです。それは、他者と比較するのではなく、自分のあるがままを認めて尊重できる状態です。

自己肯定感が低い人は、「自分はできない人間だ」「自分には価値がない」と考えてしまいがちです。しかし、そうした非肯定感は過去の経験から形作られてきたものであり、将来どうしたいかには何の関係もありません。自分のやりたいことに対して、今から取り組めばいいのですから、制限をかけずに思ったままにリストを作っていくのが本来のやり方です。そういう私は、自己肯定感が最低レベルで、だからこそ、伸びしろがあると言い聞かせて、自分自身に思いやりを持ちながら発言したり行動したりしています。すると完璧とはほど遠い自分を、徐々に愛おしく感じるようになりそれを独自の強みとして活かしています。

○無限にお金があったら
何をしたいか

では、自分がワクワクできることを探すために、意識的に制限を外していきましょう。次のように、「○○がなかったら……」と仮定して、やりたいことを挙げてみます。

制限の種類

- 時間の制限がないとしたら
- お金の制限がないとしたら
- 家族からの制限がないとしたら
- 肉体、健康の制限がないとしたら
- 能力、才能、賢さ、ＩＱの制限がないとしたら
- 年齢、若さの制限がないとしたら
- 過去の制限がない（過去に戻れる）としたら
- 人脈の制限がないとしたら

例えば、時間もお金にも制限がないとしたら、と考えてみたときに、今までだったら近くの温泉に行きたいと答えていたのが、「じゃあ、世界中を旅行してみたい！」となるという感じです。外すべき制限は、紹介したものだけとは限りません。

・言葉の制限がないとしたら
・恐れ、不安、恥の概念をなくしてみたら
・余命1年と宣告されたら
・神様に何でも実現させてあげるよと言われたら
・明日、地球が滅亡するとしたら

というように、どんどんエスカレートしてもＯＫです。

○リストアップしたものから本当にやりたいことが見える

１００個（あるいはそれ以上）やりたいことが挙げられたら、そこからあなたが本当にワクワクできるものを見つけ出しましょう。

まずは、リストの中から、やりたいことの「ベスト10」を選びます。次に、「ベスト１」を選びます。そして、ベスト10、ベスト１を選んだ理由を、ひも解いてみましょう。

１００個ある中からベスト10を選んだのは、どんな基準でしょうか？　選ばれなかった90個と、選ばれた10個には、どのような違いがあったのでしょうか？　さらに、ベスト１は、どうやって決めたのでしょうか？

その基準、決めた理由こそが、あなたがワクワクできるものを示唆しています。最後に、ベスト1に選んだやりたいことが、100%実現した未来をイメージしてみてください。どんな感情が湧き上がってくるでしょうか？

○リストアップの「制限」が自分を縛っている「制限」

リストアップするなかで外していった制限は、実は自分が潜在的に持っている制限でもあるのです。

ある制限を外して挙げることができた「やりたいこと」がたくさんあるほど、それはあなたを強く拘束している「縛り」です。**「これがあるからやりたいことができない」という「思い込み」なのです。**

例えば、「お金の制限がないとしたら」やりたい、ということがたくさんあれば、あなたを縛っているのは「お金」ということになります。

このように、やりたいことをリストアップする過程で、脳を自由に使うことを制限している固定観念に気付くことができます。

リストは毎年更新していきましょう。最初のうちは、やりたいことが変化していくので、1年ごとに更新していくといいでしょう。もし、本当のワクワクに出会えたら、変化はしだいに穏やかになっていき、方向性が一貫していきます。ワクワクが定まったら、あなたのやりたいことは永遠にとどまることはありません。どんどんアップグレードされ、大胆なやりたいことが見つかっていくでしょう。

また、リストアップするときに外さなければならない制限が減っていけば、おそらく、脳の中でのその種に関する制限の縛りがだんだんと取れてきている結果だと思います。

参考として、私の「やりたいことリストのトップ1」を紹介しましょう。

「世界を旅しながら感動を伝える」

仲間と旅しながら、そこで起こった奇跡と感動体験から得たメッセージを、多くの人に伝えて、勇気と元気を与え続けたいからです。

私は、リストアップすること自体が楽しいので、毎年更新しています。

ちなみに、ハーバードの同僚たちは、「できない／やめる」理由よりも、常に「できるように整える／行動する」道を探していました。

自分の情熱に沿って人生を歩んでいて、制限にとらわれずに行動できる人の集まりでした。そして、たとえ失敗をしても、それを歓迎して受け入れていました。

習慣

04

1日5分「好奇心」を刺激し、固定観念を捨てる

○できないと思うのは
やりたくないという意思表示

本当はやりたいにもかかわらず、時間がないから、遠いからといった理由で、諦めてしまう……。この本を読んでいる読者の中にも、そんな経験をした方が少なからずいると思います。

しかし、**私がハーバードで研究員として過ごし始めた頃、時間や場所などをできない理由にして、物事を諦める人が全くと言っていいほどいない**ことに気がつきました。なぜなら、彼らはできない理由よりもまず、できるための手段を考えて行動していたからです。時間の止め方や、ジェット機をいかに安くレンタルするかを真剣に考えたりしてるんですから、本当にぶっ飛んでいました。時間や距離などの既成概念に縛られて、せっかく訪れたチャンスをふいにしないという考えが身についていたのだと思います。

一方で、できない理由を探すというのは、やりたくないという意思表示の表れでもあります。残酷ですが、どんな正当な言い訳でも、言い訳をしている時点で、できないことを決めつけている自分がいるということに気付いてください。

時間や場所をできない理由にしてしまう人が多いのはなぜでしょうか。それは、これまでの経験法則による固定観念に、あなたの脳が支配されているからです。年齢を重ねれば重ねるほど、その観念は強固になり、経験のないことやリスクのあることをしないように脳にブレーキをかけてしまう傾向が強くなってしまいます。

中でも、**時間や距離は、私たちが最も無意識に作っている観念です。**そのため、「週休2日しかないから、長期の旅行は無理だし、趣味の時間を持つことは難しい」という固定観念に縛られて行動がパターン化されてしまうのです。

こうした強い固定観念に左右されずに物事を判断するためにも、まずは無意識の判断で決断してしまう前に、本当にそれをやりたいかどうか、もう一度考え直してみるべきです。

現代は、2日もあれば世界一周だって不可能ではない時代です。ちなみに、私は面接を受けるために2日間で日本とエジプトを往復したことや、会議に出席するため2日間で日本とインドを往復したことがあります。やりたいことに距離はあまり問題ないと、体験を通して確認しています。

○ 1日5分で脳が変わり始める

とはいっても、就業場所や就業時間などの制約が多いビジネスパーソンにとっては、時間や距離に縛られるのは無理もありません。そこでおすすめしたいのが、時間や距離の観念から解き放たれるために、1日を分刻みで考えて生きてみることです。

ハーバードに在籍していた頃、私は週末によくニューヨークまでドライブをしていました。そこで感動したものの1つに、ブロードウェイで見た『レント』というミュージカルがあります。そのミュージカルのメインソングに出てくる数字がとても印象的で、今も鮮明に覚えています。

525600分。

これは、年を分に換算した数字です。私にとって、1年という時間の概念が変わった瞬間でした。

1年を365日と考えると、そのうちのたった1週間ぐらい、あるいは1日のうちの何時間ぐらい、どうってことない、と思いがちです。けれど1年を分で表してみた途端、不思議と1分1分が貴重に思えてきませんか。

1日は1440分。

この時間を、あなたらしい脳の使い方で生きてみませんか？　最初は1日中でなく、5分からでも構いません。1日は1440分で、そのうち起きている時間を1000分とすると、起きている時間の0.5%が5分です。

時間の単位でスケジュールを決めると、時が経つのは意外と早いものですが、分刻みで考えて行動すると時間が有効に使えます。5分の隙間時間を、ワクワクすることに費やしてみましょう。

具体的に、トレーニング方法を説明しましょう。

その方法とは、**仕事以外で自分自身が心からワクワクできる時間を、1日必ず5分間持つこと**です。

例えば、何か表現したいことがある人ならばブログを書く、楽器を演奏する、ダンスなどの体を使った表現を磨いてみるなど、表現する時間を5分間だけ持ってみるのです。その際、一点だけ**注意したいのは、他人の視線や評価を気にしないこと。**自慢《じまん》できたり、褒められることを意識しても意味はありません。心の底からワクワクできる時間を作ってください。

5分なら、どんなに忙しく働いているビジネスパーソンでも、通勤中や昼食時、就寝前などで時間を充てることは可能でしょう。最初はほんの5分からでも、無駄な時間を省いてワクワクできることをする時間を増やしていくのが重要なポイントです。

これを続けると、次第に無駄な時間を削り、いかにワクワクできる時間を増やそうかと考え始めるようになります。自分にとって本当にやりたいことなら、できる手段を考え、それが1日の中心になることもあります。そうなれば、時間や距離などを理由に、諦める癖が減っていきます。ワクワクすること自体が分からない人はまず、自分が最もワクワクできることを探す時間を5分作ることから始めてみましょう。

習慣

05

関心のない分野を見て、脳に「新たな回路」を作る

○いつもと違う朝食で1日をスタートさせる

ワクワクするために、大きな夢や目標を探す必要はありません。毎日の行動を少し変えるだけで、ワクワクできるからです。

ワクワクには、日常のライフスタイルがとても大切です。自分だけのために時間を

工夫すると、独自のワクワクが生まれます。

そこで、いつものライフスタイルに注目して、ちょっとした変化をつけてみるのはどうでしょうか？

例えば、皆さんは、普段どんな朝食を食べていますか？

出社前の朝は時間がないからと、コーヒーを1杯飲んで食パンを少しかじるぐらい、という人も多いのではないでしょうか。でも、**時には楽しみになるような朝食を用意すると、ワクワクした気分で1日のスタートを切ることができます。**

私は、疲れている日の朝などは、特別な朝食を用意します。

例えば、パンとコーヒー、1～2種類のフルーツといったいつものメニューに、ちょっと奮発してフルーツを5種類に増やすなど、前日から楽しみになるようなメニューを考えておくのです。ちょっと気分が落ち込んだ日には、脳の活力をアップさせてくれるキウイを、ちょっと便秘気味なときはバナナを取るのもお勧めです。

私は、イタリアに行ったときに購入した、直火式のエスプレッソメーカーで香りを楽しみながらコーヒーを淹れています。

ちょっとした変化は、脳の働きを活性化します。変化を与えることは、脳の運動になります。

また、ご馳走といっても、必ずしも食事だけには限りません。**朝食の代わりにその日1日ワクワクできそうなイベントを用意するのも、同じような効果が得られます。**

私は、ハーバードの研究所に在籍中、「今日は前から気になっていたあの映画を観に行こう」とか「クライミング（手足を使って壁などをよじ登るスポーツ）ジムに行こう」などとご馳走を決めて、研究に臨んでいました。

そんなご馳走の予定のある日は、集中力がいつもより数倍増しました。つまりご馳走は、ワクワクすることのパワーにつながるのです。

今、私にとってワクワクするイベントは、週に2回、コーヒーチェーンに行くことです。ただ単にコーヒーを味わいに行くのではなく、そこで2～3時間は勉強をします。心地よい雑音とコーヒーの香りが、私にとって集中できる絶好の環境なのです。

実は、これは「アンカリング」というテクニックを使っています。「コーヒーチェーンに行ったら勉強」というように、「○○したら必ず○○する」という決め事を作ることで、勉強や仕事がはかどります。

脳にご馳走を用意して、このテクニックを使えば、脳にどんどん刺激を与えることができます。

○大型書店は新たな発想の宝庫

書店に行くのも、ワクワクするためにおすすめです。私は、小学生の頃から書店を巡り歩くのが趣味で、**時間が許す限りすべてのフロアを見て回るようにしています。**

普段はほとんど関心を持たない分野の本を見ると、脳が刺激されるため、脳内に新たな回路を構築するのに効果があります。それによって、新しいアイデアを得ることも少なくありません。

例えば、私は普段は寄りつきもしない物理学のコーナーに立ち寄った際に、思いもかけない発想につながったことがあります。

この時は、ヒーリング（ストレス解消を中心とした治療）に関わるアイデアを探し、いつものように書店で1人ブレインストーミングをしていたのですが、物理学コーナーにあった1冊の書籍に釘づけになりました。それは素粒子《そりゅうし》という物理の一分野に関する書籍で、水晶が持つエネルギーの素晴らしさを知ることができました。

こうして、水晶がヒーリングで非常に使える物質であることを突き止め、私が施術する患者さんに使っています。さらには、水晶を使ったヒーリングの講座も行うまでになりました。

自分が今取り組んでいることに行き詰まったときは、書店を探検するのをおすすめします。**その分野とは全く異なる視点からアプローチすることで、本質がとても明確になることが、私はこの一件に限らずこれまでに何度となくありました**から。

○感覚を頼りに本を探すのは絶好のトレーニング

また、書店巡りは新たな刺激を得るだけではなく、自分にとってのワクワクが見つからないという人にとっても、とても有効なトレーニングになります。というのも、**膨大な本の中から自らの感覚だけを頼りに、面白そうだと思ったものを選びだすことは、趣味や嗜好の発見につながる**からです。

私が書店巡りをする際は、次の3つのことを心がけています。

①3店舗以上の大型書店に出入りする

1人でブレインストーミングをするためには、1階から最上階までジャンルが異なる本が並ぶような大型書店を選びます。隅から隅まで、すべてのジャンルの棚に目を配ります。その際、明らかに関心のないジャンルだと最初から決めてかからないように、満遍《まんべん》なく見るようにします。

どこにどういう分野の本が並んでいるかが把握できていれば、より効率的に進めることができますので、自分にとっての使える書店が見つかったら、何度か通って足が自然に動くようになるまで通い続けるとよいでしょう。

また、書店によってレイアウトや品揃《ぞろ》えが異なりますから、テイストが違う書店を3～4カ所知っていると、脳はいろいろな刺激を受けてくれます。

②手に取ったときのワクワクを大事にする

タイトルや写真、デザイン、帯の推薦文、使われている紙……など、視覚や感触といった自分の感覚にひっかかったものを手に取ってみるだけでも十分です。その基準は、見たり、読んだりしたときに、**なんだか「ワクワクする」「おもしろそうだ」といった直感を大切にしています。**

③本との出会いは、人との出会いだと考える

書店は、人（作者）の体験を共有できる場所でもあります。それぞれの本との出会いが、1人の人間との出会いだと考えてみてください。すると、書店では、ジャンルや表現方法の異なる無数の人との出会いがあり、短時間で効率的にさまざまな経験ができる希有《けう》な場所だと分かるでしょう。**その人の体験や経験を共有したいと思ったときこそ、自分にとっての本質＝ワクワクの入り口**だと言えます。

最近では、ＳＮＳなどを通じた作者と読者のコミュニケーションの場も珍しくありません。行動を起こす気さえあれば、作者と直接会話をすることも可能です。書店でのバーチャルな体験のみではなく、そこから一歩を踏み出して作者にコンタクトをとってみることで、ワクワクを探求できるチャンスはさらに広がります。もしかしたら、あなたのメンターになる人が現れるかもしれませんよ。

第2章

「脳を使いこなせる」人が心がけていること

習慣

06

「考えるより、すぐ実行」がハーバードの秘訣

○経験からのインプットは思い込みの可能性が高い

ハーバードの研究者たちの輝かしい実績は、知識を大量にインプットして、それをアウトプットすることから生まれていると思われるでしょう。つまり、まずインプットをして、それが研究に値するかどうか検証してから、アウトプットに移すと。とこ

ろが実際は、インプットは、アウトプットほど重要視していないのです。

その理由の1つは、自分の経験から得た知識は、思い込みである可能性が高いと知っているからだと思います。ある程度インプット量が蓄積してからでは、もう遅いのです。旬はすぎてしまっているも同然です。その知識を持っているがゆえに、できないと判断し、未来の可能性を狭めていることもあります。

今、私たちが持っているものを、知識という思い込みにとらわれずに、いかにアウトプットしていくかということが重要です。

○アウトプットまでがやたら早い

ハーバードにいた頃、コーディネイト力の優れたボスたちと接していると、彼らが共通して持っている大きな特徴があることに気がつきました。

それは、**インプットしたものをアウトプットに移す時間がやたら短いこと**。つまり、**行動に移すまでが、とても迅速**だったのです。

私たちは普段、何か情報やヒントを得て仮説を立てたとしても、実行に移すのには時間がかかります。そこには、「本当にこの仮説は正しいのか？」「実行に移すだけの価値のあるものか？」「今ある常識に抗ってもいいものだろうか？」といった疑いが働くからです。いわば、脳が行動にブレーキをかけている状態です。

しかし**ハーバードでは、アイデアに沿った参考文献や、他の例などの情報が手に入れば、すぐにチャレンジしてみようという考え方が徹底されていました。**自分のワクワクのために、インプットしたものから何が発見できるのか、もしかしたら大いなる発見につながるのではないか、という思いを早く実験で確かめたいという気持ちに満ちていました。

時には、プロジェクトのリーダーであるボスから、テレビを観ていて「こんな実験を思いついたんだが、やってみてはどうだろう」というメールが送られてくることもありました。内容は、かなり子どもじみたものも多かったような……。1％の可能性もムダにしないという姿勢です。アイデアの膨らませ方が大事なのです。

そんな調子なので、**私からも何かひらめきやアイデアを思いつくと、ボスなど目上の人にも気軽に発言ができました。**いつもアンテナを張ることにもつながったので、ボスはとてもよい環境を作ってくれていたと記憶しています。

グループミーティングで、次のような実験の例が紹介されたこともあります。

ある日、ボスが家族と観ていた人気情報番組の唐辛子特集で、唐辛子の辛み成分であるカプサイシンの鎮痛《ちんつう》作用が紹介されていました。タイでは古くから痛みを抑える民間療法として、唐辛子が使われていたのだそうです。

それまでの私たちの概念では、カプサイシンは刺激を与える作用が一般的でしたが、逆の抑制作用があることに驚き、興味をそそられたボスはさっそく私の同僚の研究者に「神経細胞にカプサイシンを流すとどういった反応が見られるか調べてみては？」とメールをしたのだそうです。連絡を受けた同僚が実験してみたところ、カプサイシンには刺激だけでなく、鎮痛効果もあるという実験データが得られました。

恐らくボスは、テレビを観ながら家族で団らんしているときにも、常に実験のことにアンテナを張り巡らせていたのだと思います。それによって研究現場ではない場所でのインプットが可能になり、さらにアウトプットを提案された同僚も素早くそれに反応したことで、大きな成果が得られたというわけです。

○ 先送りにしてしまう人は成長を止めてしまう

もちろん、その提案通りに実験をしたとしても、結果が得られずに終わることもあります。しかし、この例のように、**インプットからの素早いアウトプットが、思いもよらないような大きな発見の起爆剤になることがあったのは事実**です。

また、インプットからアウトプットまでの時間を短くすることは、自分にとって欲しい成果が早く表れるというメリットがあります。

私にもメンターがいますが、彼らの共通の言葉に**「何かを知ったときに、すぐに実行する人は伸びるが、逆に先送りにしてしまう人は伸びない」**というものがあります。こうした言葉からも分かるように、何か情報やヒントを得たら素早くアウトプットをすることは、研究者に限らず、どの分野の人でも成長の糧になるのではないでしょうか。

このことをハーバードのボスの行動から学んだことで、私もインプットによって何かアイデアがひらめくと、先のことを考えるよりもまず、アウトプットの方法を考えるようになりました。

習慣

07

褒めて「脳のやる気」を出せば
アウトプットは早くなる

○「褒め3・改善1」で話し
最後に感謝で締める

これまでの経験にとらわれず、素早くアウトプットをするためには、それを実現できる環境作りも必要です。そして、その環境を作る際に、人とのコミュニケーションが非常に重要になります。特に大きなプロジェクトほど、サポートしてくれる人との良好な関係がなくては、実現は不可能だからです。
そのため、元来は人とのつき合いがそれほど得意ではない私が、人づき合いをする上で意識していることがあります。

ビジネスシーンではプレゼンや会議で、同僚などから感想やアドバイスを求められるケースが多々あります。その際、求められた通り改善点を伝えることに心を砕く人は多いでしょう。しかし、どれほど真剣に改善点を伝えたとしても、それだけでは人の心を動かすことはできません。

改善点を話すよりも、まずは相手のどの点がよかったかを述べること。つまり、相手を褒めまくる、すなわち「ポジティブフィードバック」を与えることです。褒めることで、私はあなたの言うことを、注意を向けて聞いていましたよ、興味深く聞いていましたよという共感のエネルギーを相手に届けます。
最初に、少なくとも3点はよかった点を話します。改善点を挙げるのはその後です。

よかった点を3つ褒めた後に、1点改善点をつけ加えるというように、私の場合は3対1の割合を心がけます。そうすることで、改善点だけを伝えるよりも、改善点をちゃんと聞いてもらえるのです。

この習慣は、日本に戻ってから、訪問リハビリと介護の職についたときも役に立ちました。高齢者の方が頑張って体を動かしているときに3回褒めて、1回修正すると、上達が顕著に早くなるのです。あまりやる気のない人にも効果てきめんです。

加えて、順序もとても重要。褒めた後に、改善したほうがいいと思った点を伝える。そして最後に、感謝の意を伝えます。すると、相手からも必ず「ありがとう」の言葉が返ってきます。

感謝のネタは、「プレゼンで楽しませてくれてありがとう」といった内容の評価が一例です。部下などに注意をする際は、「自分の話を最後まで聞いてくれて、ありがとう」という感謝にすればいいのです。

○脳の特性を利用して相手に納得してもらう

それでは、なぜ「褒め→改善→感謝」の順序で接すると、相手が納得してくれるのでしょうか。それは、**人は誰かから褒められると、脳にリワード（報酬）が与えられる**からです。リワードによって脳が喜び、やる気が喚起《かんき》されるというわけです。

しかし稀《まれ》に、改善すべき点ばかりが目立ち、よい点を見つけるのが難しいという場合もあります。そんな時、私はプレゼンでの声がよかったので聞き取りやすかった、堂々と話す姿勢が好印象だった、笑顔だったり視線だったりチャームポイントが自分は好きであるなど、内容よりも態度を褒めるようにしています。

習慣

08

「人との交流」「会話」の中に、新たな発見を求める

○考え方の癖を変える
おしゃべり

ハーバードの各研究所には、毎日のように訪問客が来ていました。

最先端の研究を行う施設といえば、機密事項が多いことから外部の人を厳重に遮断しているように思われがちですが、実態はその逆。**さまざまな訪問者を受け入れる**

オープンな環境だったのです。

本来、研究者は実験の最中に他人に見られるのを嫌がる人が大半だと思います。私も当初は、実験の標本を作製するためにラットの手術をしているときに、「今触っている神経は何というの?」「そこの血管は何ですか?」などと外部のゲストから話しかけられることに戸惑いました。緊張したり、話しかけられて気が散ったりするからです。顕微鏡《けんびきょう》を覗《のぞ》きながらの操作なので、最初は集中力を保つのにひと苦労していました。

しかし、ハーバードでは頻繁にゲストや実験の見学に来る学生がいるのが普通ですから、いつの間にか慣れてきます。

それに、**ゲストからの疑問に答えることで、自分が取り組んでいる実験を多角的に見つめ直すことができます。その結果、失敗を発見したり、それを避けたりできることに気がつきました。**

そして、教授など影響力の高い人ほど、質問をよくされ、多くの事に気づきをもたらしてくれました。コミュニケーションの上で、質問力はとても重要であると、研究室で学びました。

また、ハーバードでは、研究室外とのコラボレーションも活発に行われていました。ハーバードの関連病院が街の一角にドーンとまとまってあり、さまざまな研究者と知り合える機会があったからです。また、いろいろな病院のカフェテリアにも自由に入れたので、例えば、私の専門ではない小児病院のカフェテリアで、そこにいる人と交流もできました。

○抵抗感があるからこそ固定観念を打破できる

実験中、私たち研究者は休憩スペースでひと息つきます。そこでもゲストの出入りが自由にできましたから、実験についてさらに詳しく話をすることもありました。

中には、私よりも明らかに年上で経験豊富な研究者の方から質問を受けることもあります。しかし、お互い同じ研究に興味を持つ者同士なので、そこでは年齢や上下関係などありません。ワクワクする事柄について意見を交わすことで、いつしか夢中になって話し込むこともしばしば。そこから、研究の次のヒントをもらえることもありました。

ゲストが帰った後、ボスから「彼は、この後講演される◎◎◎さんだよ」と聞いて、あまりにも有名な研究者だったことに後になって驚いたり、冷や汗をかいたりすることもありましたが……。

しかし、**ワクワクをテーマにすると、互いの立場の垣根を越えて交流できます。**

知らない人と話すのは億劫《おっくう》だから、想定外の訪問客は歓迎できない——そう考えているときは、頭が固定観念にとらわれています。抵抗感があるからこそ**心を開いて、人との交流を楽しんでみると、脳はいつもの考え方をやめて新たな発見につながるこ**

とがあります。当たり前のことや、常識が発明の壁となることもあります。私はハーバードで身をもって体験しました。

年を取るにつれ、人との交流が減りがちな人も多いと思います。誰とも話さなくなると脳の機能は低下し、外出しなくなると運動機能は落ちます。将来の認知症や寝たきりを防ぐためにも、人と交流し会話をすることが大事です。

以前のような大家族で過ごすことがなくなった今、より重要なのはワクワクし、行動を共にできる「心地よくいられるコミュニティ」を持つことです。

ワクワクは、脳を育てるエンジンのようなものです。ワクワクして行動を共に続けると、結果がどうであれ、自分の脳細胞にも相手の脳細胞にも変化が起こり、コミュニケーションが広がっていきます。

私は、ＩＢＴＡ(incredible brain team association)というコミュニティを、主にオンラインサロンで仲間と運営しているのですが、ここでは、ヨガや音楽などの部活動や、イベント、交流会などを開催して、興味あることを自分で楽しむだけでなくそれを共有し共感し、共鳴して仲間で更に大きいステージでチャレンジする機会を提供しています。

こうしたコミュニティを持ち、メンバーと一緒に挑戦し、共に喜び、祝福しあえたら、脳はさらに進化を続けるでしょう。そして、その先には何が待っているのでしょうか？　それは本当の自分らしさに気づき、自分を愛すること、家族を愛すること、出会ったすべての人を愛すること、動物や植物、自然を愛することだと思います。自分が新しいことに挑戦するとき、それを応援してくれるようなコミュニティを、できれば3つ以上持つのがお勧めです。

習慣

09

人生の「失敗談」で、周りのサポートを得る

○人生の浮き沈みを聞くと親近感が一気に増す

プロジェクトを前に進めるためには、それをサポートしてくれる人間関係が必要だと言いました。とはいえ、皆さんも人づきあいで悩んだことがあると思います。特に、初対面の人とどのようにして打ち解けるかは、大きな課題の1つでしょう。

でも、安心してください。初めて会ったり、話したりする相手に自分を理解してもらうためには、1つのコツがあるのです。それは、会話の中に「Nポイント」を織り交ぜることです。

Nポイントとは、人生における浮き沈みをグラフで表した際に、「N」の文字のように見える部分です。一度浮上しながらも沈み、そして再び浮上する経験を指します。成功→失敗→成功となる経験です。

1つ例を出しましょう。ある営業担当者の話です。営業成績がぐんぐん伸びてボスからの信頼も厚くなった時期があったが、ある失敗から得意先の信用を失ってしまい、社内での評価も落ちてしまった。その後は挽回しようと奮起し、誠意のある対応で得意先の信用を取り戻すことができた……。

こうした浮き沈みは、多少の違いはあっても、誰もが一度は経験したことがあるはずです。Nポイントを話すことで、それを聞いた人は共感を覚えて相手への親近感が一気に増します。ネタは、ちょっと盛るぐらいでちょうどいいと思います。

失敗談もなく最後のハッピーエンドを語っただけだと、ドラマ性がないので面白みに欠けますし、単なる自慢話だと誤解されてしまうこともあります。Nポイントで話すと、一見単調な話がストーリーとなって展開され相手に伝わりやすくなります。

◯同じような境遇の人が共感できる経験を探そう

仕事、家族、それに関わる精神面での上がり下がりなど、人生にはさまざまな山や谷があります。

どの部分を話せば、同じようなことで悩んだことがある相手の心を動かし、親密な関係を築くことができるのか？　これが、Nポイントをうまく作るコツです。

また、自分自身のNポイントのパターンを知ることができれば、反省ができます。さらに、どん底の過去に比べれば、今はまんざらでもないことに気づき、自信がつくこともありますよ。

人生の「Nポイント」の例

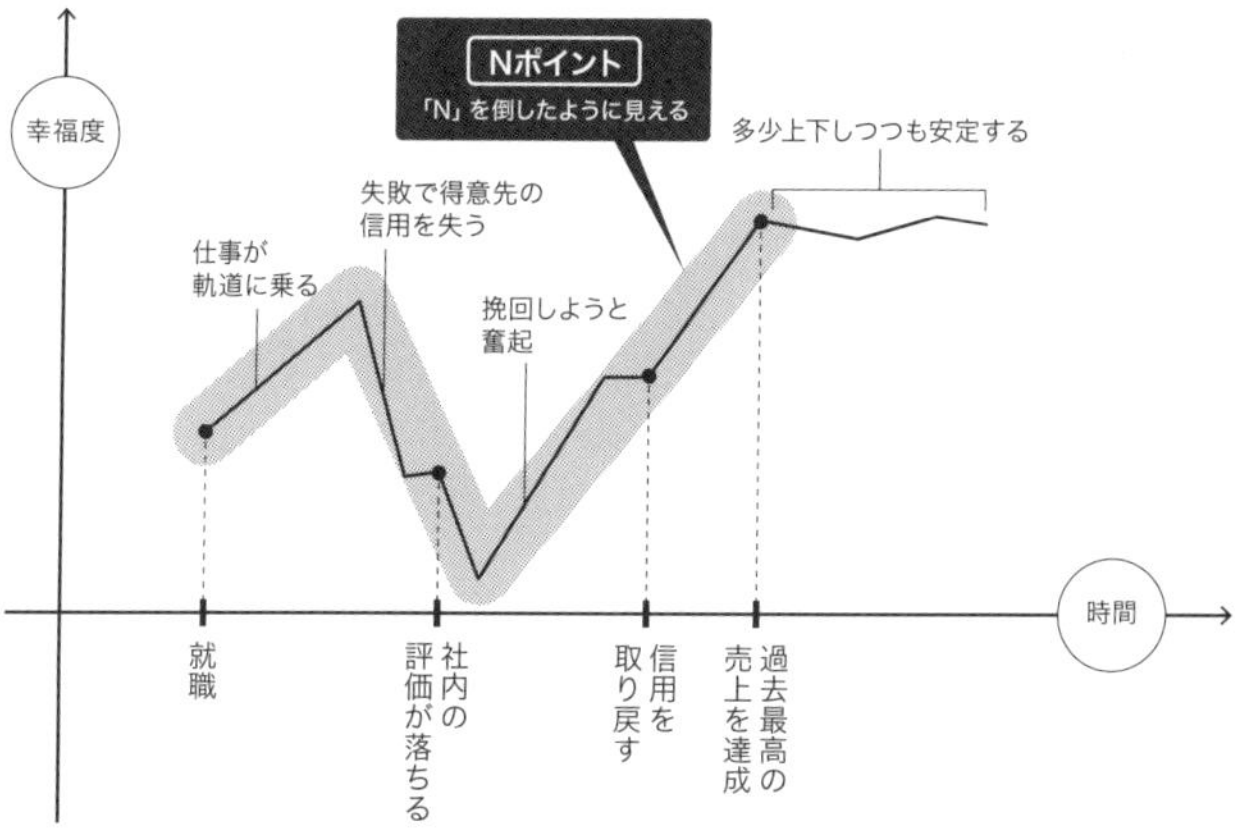
Nポイント
「N」を倒したように見える
幸福度
時間
仕事が
軌道に乗る
失敗で得意先の
信用を失う
挽回しようと
奮起
多少上下しつつも安定する
就職
社内の評価が落ちる
信用を取り戻す
過去最高の売上を達成

習慣

10

脳の「認知力」がアップする声で話す

○声の響き方で脳の認知力が変わる

実は人との信頼関係を築いたり、人間関係を構築したりする上で、相手の心に響く声はとても大切です。意外かもしれませんが、**声を響かせて表現するのは、自分の本質を伝える手段として、とても重要な意味があります。**

声が小さかったり、聞き取りづらかったりして、話の内容が耳に入ってこないというような経験をしたことはありませんか。それでは、どんなに発表する内容が素晴らしくても意味がありません。

実際に、声の響き方によって、相手の脳の認知力が変わることも解明されています。特に講演やプレゼンなど人前で話をする際には、響きがよく厚みのある声で話すのが理想的です。

では、聞き取りやすい声と聞き取りにくい声は何が違うのでしょうか。聞きづらい声になってしまう原因の多くは、緊張やストレスなどから呼吸が浅くなっていることが考えられます。つまり、**相手の脳をしっかりと刺激する声を発するには、深い呼吸によって十分な酸素を取り入れていることが必要**なのです。

体に酸素を多く取り込めれば、脳にも当然酸素が十分に行き渡りますから、自分の脳の働きもよくなります。

そこで、私が実践している深呼吸を紹介しましょう。

STEP①　**鼻から3秒かけて息を吸う。この時、おへその下あたりの「丹田《たんでん》」に空気をためるイメージで吸う**

STEP②　**お腹を凹ませながら、口から10〜12秒かけて息を吐き出す。この時は逆に、丹田から口の方へ流れるイメージで吐く。と同時に、空気が丹田から脳天を通り抜けるイメージで吐く**

深呼吸を続けると、吐く時間を自在に伸ばすことができるようになります。吸う時間に対して、吐く時間は約4倍を目安にしましょう。しっかりと吐き出すことができれば、頑張って吸おうとしなくても、自然に息をたくさん吸うことができるからです。

私は今、10秒かけて吸い、その4倍の40秒かけて吐くことができます。

この深呼吸を10セット繰り返した後は、明らかに声の通りがよくなっています。トレーニングの前後にスマートフォンなどで録音をすると、声が変わっているのがはっきりと分かります。

私も講演の直前に、5分くらいを使いこの呼吸法で気持ちをしずめてからステージに向かうようにしています。

体中に酸素を行き渡らせる呼吸法

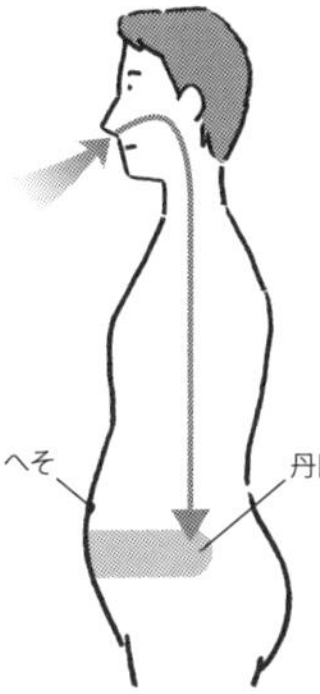

① 鼻から息を吸う。へそのすぐ下あたりにある丹田《たんでん》まで
空気が届くようなイメージで吸い込む

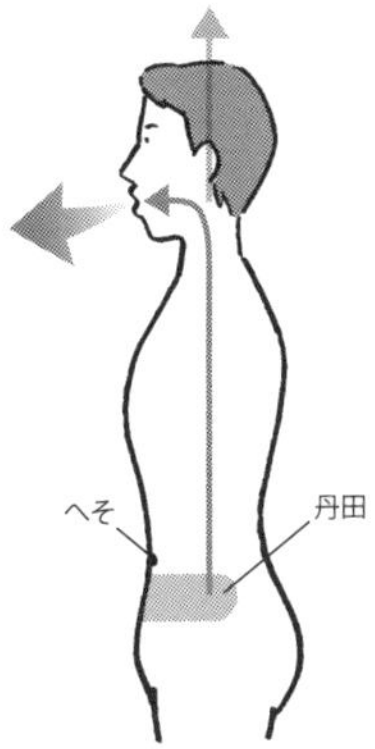

② 口から息を吐き出す。
この時、丹田から口、さらには脳天から空気が出ていくかのように
イメージして行うと、より効果的になる

この呼吸法により、体中に酸素が行き渡る。

習慣

11

「目に入る景色」を変えてワンパターン化を防ぐ

○ 机を「L字型」か「U字型」にする

自由な発想でアウトプットをするためには、空間的な環境も大切な要素です。

私は、研究室やオフィスなどにデスクを持つときには、U字型かL字型の机の配置を意識しています。その理由は、体の向きを変えるだけでがらっと風景が変わり、異空間に身を置いているような感覚が味わえるからです。その結果、**脳はワンパターンな視覚活動を行うよりも、はるかに活性化します。**

私は今、L字型の配置のデスクを使っていますが、**一辺は主にパソコンに向かいながら思考する空間、もう一辺は書き物をしながら思考する空間**に当てています。特に書き物をするスペースには、文房具好きの私のコレクションでもあるペンが束で置いてあり、ふと疲れたときに視線を変えれば、ワクワクとした感情も芽生えます。向きを変えるだけで気分を変えることができ、脳にも刺激を与えられるようになると考えています。

オフィスや住宅の事情が許せば、U字型にするのもおすすめです。なぜなら、左右と前方の壁の雰囲気が変わるからです。目線を変えるたびに3つ（斜め方向も加えた場合は、3つ以上）の変化のある景色が目に入れば、それだけ脳は刺激を受けます。

○物を定位置に整えると集中力が高まる

加えてもう1点、机の上のレイアウトを整え、決まった位置に物を配置する行動は、集中力を上げる効果があります。これは、**仕事や勉強に臨む前に物の配置を整える儀式を行うことで、脳から「集中するように！」という指令が働く**からです。この儀式は、京都大学出身の芸人、宇治原史規《うじはらふみのり》氏も取り入れていると聞いたことがあります。

ハーバードの研究所では、デスクに家族の写真をずらりと置いている人がたくさんいました。当時、日本人の私からしてみれば、職場に自分の家族の写真を飾り立てるのは不思議な光景に映っていました。

しかし今から考えれば、彼らにとっては、実験に集中する前に家族の写真を見るのは、心を和ませるのに加えて、脳を刺激したり、集中したりするための儀式の1つだったのかもしれません。

「L字型デスク」の使用法

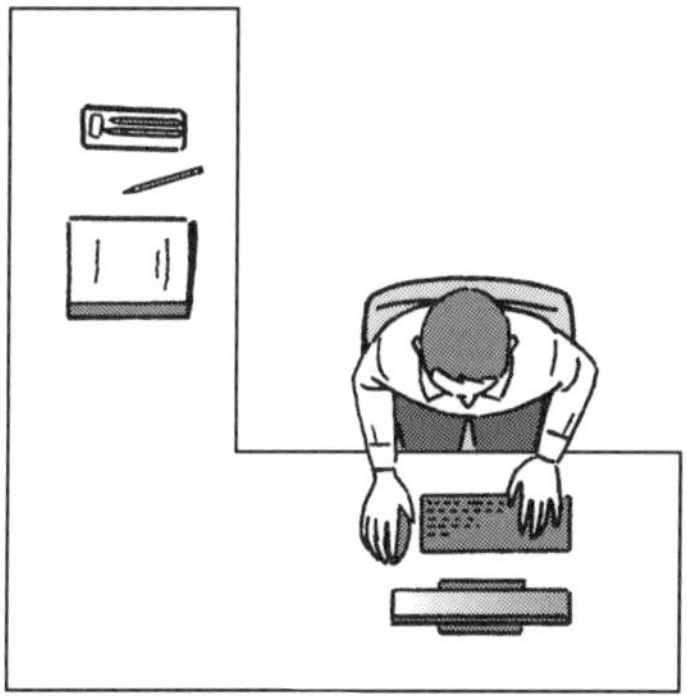

「U字型デスク」の使用例

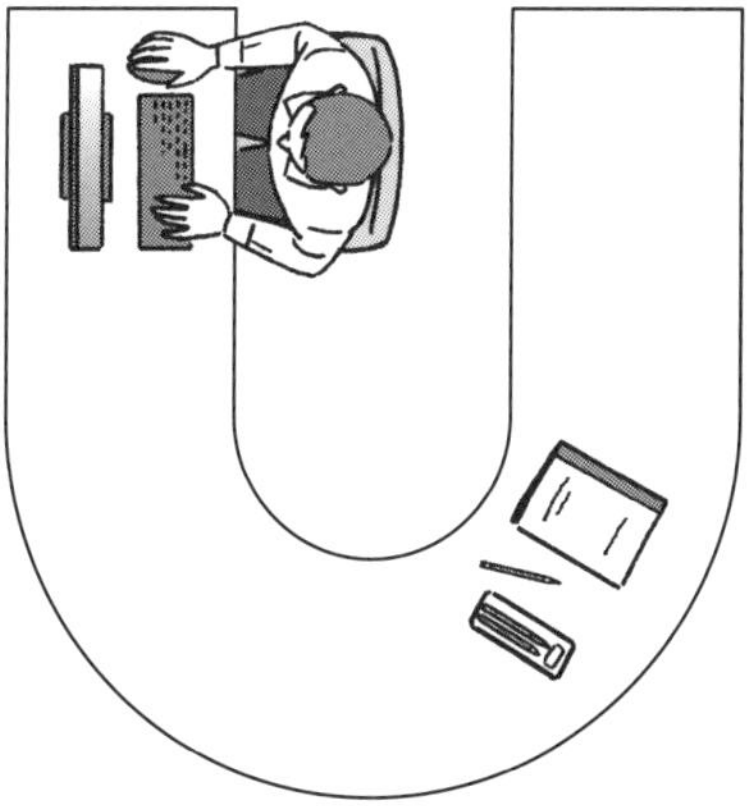

習慣

12

「インプット」は脳の仕組みを利用し、短時間で

○感情の動きとともに覚える

ハーバードでは、インプットよりアウトプットを重視すると述べましたが、インプットが不要だということではありません。日々論文を検索することは欠かせませんでした。やはり一度見聞きするなどして学習したことをきっちりと記憶に留めてインプットする力も、仕事上では重要な力となります。

そこで、この章の番外編として、記憶力を高めてインプットする3つの方法をご紹介します。

1つは、感情の動きとともに覚えるというものです。なぜなら、**脳には心が大きく動いたときの体験を忘れないようにしようとする働きがある**からです。

幼少の頃、とても悲しい思いをした事柄、逆にとてもうれしかった事柄など、記憶しておこうと思わなくても、どうしても忘れられない記憶が私たちにはあるものです。対して、試験対策などで机に向かって必死に覚えた知識が、試験が終わるとほとんど残っていないという経験をしたことがある人も多いのではないでしょうか。これは、感情がほとんど伴わないからです。

○記憶を司《つかさど》る海馬《かいば》に働きかけることができる

いくつか例を挙げてみましょう。

例えば、私は子どもの頃に買った洋楽のアルバム、デュラン・デュランの「Seven and the Ragged Tiger」の曲を未だに口ずさむことがあります。当時小学生だった私は、歌詞の意味さえも分からず、ただ曲の素晴らしさに感動したのです。そしてその感動に動かされるように覚えた歌詞は、長い間記憶に残りました。

同じように、私の友人はファミリーコンピュータ向けのゲームの『ロックマン』で遊んで、多くの英単語を覚えたのだとか。例えば、重力を操るグラビティマンという敵キャラがいます。ここで「gravity（重力）」という英単語を覚えたとのこと。

映画や音楽などで動かされた感情よりも、ゲームに参加し、より能動的に行動する中で、スリルや興奮といった感情を味わいながら覚えれば、脳にはより深く刻まれるということもあるでしょう。

こうした感情の動きは、主に大脳辺縁系の中の扁桃体《へんとうたい》が管理しています。この**感情の動きによって扁桃体が活動すると、それに隣接し、記憶を司る大脳辺縁系の海馬に影響が与えられます。**このようにして、感情の動きが伴うことで、記憶の形成が強くなることは、実験データによって明らかになっているのです。

ですから、脳内に忘れにくい記憶として刻み込むためには、単に机の前で必死に暗記しようとするよりも、何らかの強い感情の動きとともに記憶するのが効果的です。例えば、何かとても好きな音楽を聴きながら、あるいは好きなお菓子を食べながら暗記するというのも、記憶に残すよい方法です。

○「10、24、7の法則」を使う

もう1つの方法は、私のメンターであるジャネット・ブレイ・アットウッド氏から教えてもらった「10、24、7の法則」です。

この**「10、24、7の法則」とは、1日10分、24時間（1日）ごとに、7日間連続して物事に取り組むというもの。**これによって、記憶が強化されるという法則です。

ジャネット氏のセミナーを受けているときに、記憶力を高めるために意識的に行われていたことがあります。それは次の通りです。

STEP① **受講者は、1日目に受講した内容をまとめ、会場の壁に貼り出す**
STEP② **翌日、2人一組になって10分間、その内容をディスカッションする**
STEP③ **このディスカッションを7日間続ける**

このように、7日間ディスカッションを続けることで、1日目のセミナーの内容がより鮮明な記憶になることは、何度も体験してきました。

この法則は、心理学者のヘルマン・エビングハウスが発見した、人間の脳の忘れる仕組みを曲線で表した「忘却曲線」に基づいたものです。

・20分後には42％を忘却し、58％を保持していた
・1時間後には56％を忘却し、44％を保持していた
・1日後には74％を忘却し、26％を保持していた
・1週間後には77％を忘却し、23％を保持していた
・1カ月後には79％を忘却し、21％を保持していた

（出典：エビングハウスの忘却曲線：人間の記憶機能と復習の有効性）

エビングハウスの忘却曲線

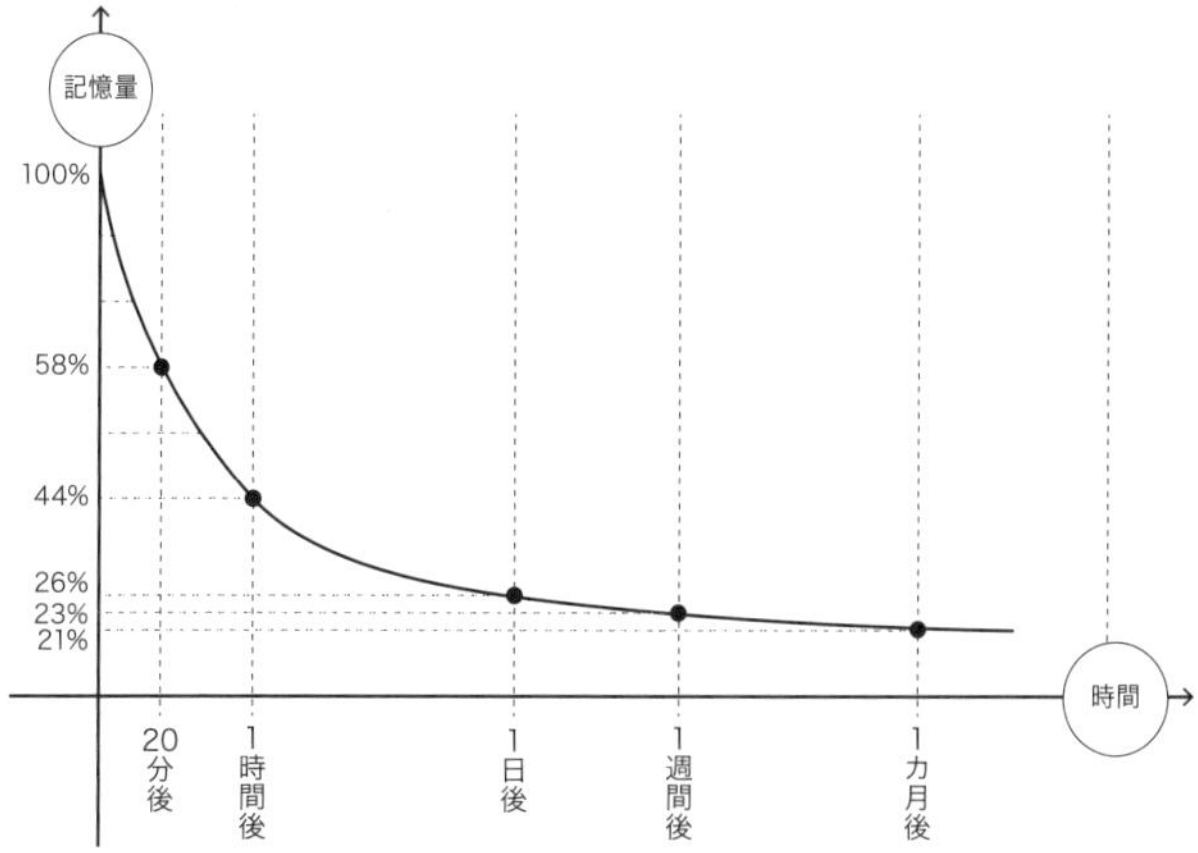

「10、24、7の法則」を使うと

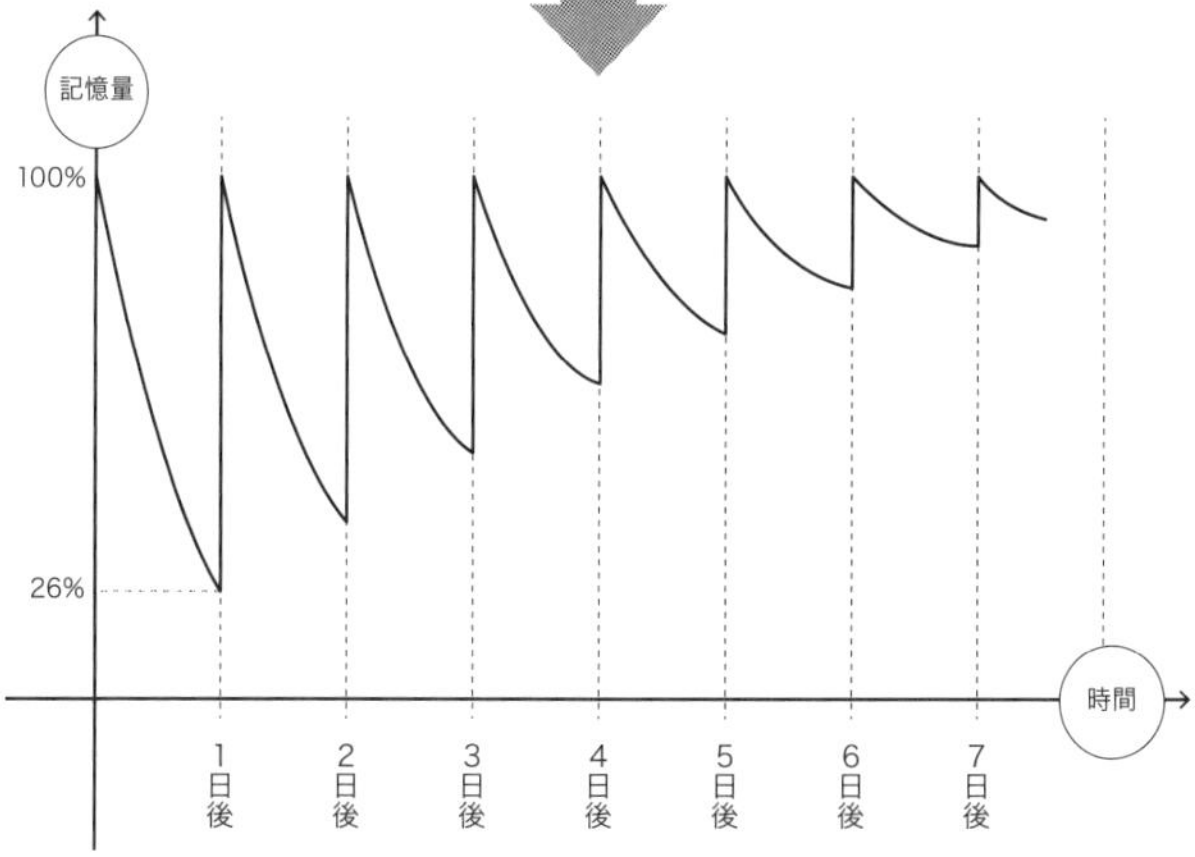

以上から、**暗記をしても復習をしなければ、1週間後には8割近くは忘れてしまう**ことがお分かりいただけたかと思います。

ですから、1日たって忘れてしまう前に復習を行う、その翌日にまた忘れてしまう前に復習を行う……。その繰り返しによって、記憶を強固なものにできるというわけです。例えば昇格試験などを前にして何か暗記したいことがあるときには、1日目で覚えたことを、1週間かけて1日10分ずつでも反復するように心がけてみましょう。私の経験上、7日くらいで90％以上記憶できます。

○ 植物から抽出した香り成分を使う

3つ目の方法は、匂いを活用することです。アロマセラピーが認知症《にんちしょう》予防に効果を発揮するといわれています。私もアロマやハーブについて詳しく学び、施術でも活用して相乗効果を期待しています。

認知症を発症すると、記憶を司る大脳辺縁系の海馬がダメージを受けます。この海馬に隣接している脳神経が嗅《きゅう》神経と呼ばれる匂いの情報を伝える神経です。これは、私たちが古来受け継いできた原始的な脳神経です。

そして最近、この認知機能に先立って嗅神経が障害を受けることが分かってきています。これを予防することにより、隣接している海馬に与える影響を抑えるということが注目されています。

つまり、**嗅神経のダメージを軽減、予防すれば、認知症の予防や改善が可能ということになります。**

元来、**嗅神経は他の脳神経よりも再生能力が高いため、適切な香りの刺激を与えることで活性化できれば、回復しやすいと言われています。**こうして嗅神経を活性化して正常に戻すことができれば、嗅神経と直接つながる海馬も活性化し、認知症の予防や改善も期待できるというわけです。

そこで、昼と夜におすすめしたいアロマセラピーのブレンドについて紹介します。

◎昼：ローズマリーとレモン

集中力を高めるローズマリーと高揚《こうよう》効果のあるレモンをブレンドし、神経細胞を活性化しましょう。ローズマリーとレモンを２：１の割合でブレンドします。

◎夜：ラベンダーとオレンジ

夜は安眠効果のあるラベンダーとリラックス効果のあるオレンジをブレンドし、神経細胞を沈静化しましょう。ラベンダーとオレンジを２：１の割合でブレンドします。

このアロマで嗅神経細胞の匂いに対する感受性や、活動のオン／オフを明確にして働きやすい状態にしていきます。

認知症予防のみならず、神経過敏や、睡眠障害の方にもおすすめのアロマのレシピです。

第3章

「脳が冴え、成果をつかむ」人の行動パターン

習慣

13

「失敗」こそ、成功への最短距離と考える

○ 失敗をポジティブに捉えると思考パターンが変わる

「失敗」という言葉を聞くと、どんなイメージを持ちますか。大半の人が、できることなら避けて通りたいと思ったのではないでしょうか。

しかし、私がハーバード在籍中に聞いたのは、それとは全く反対でした。**失敗は大**

成功のきっかけになるポジティブなものとして、むしろ歓迎されていたのです。

恐らく、失敗を失敗だとは自覚せず、成功の過程だと認識している人が多かったように思います。そして、諦めずに繰り返していけば、今までの常識を覆すような大きな発見が必ずつかめるというのが研究者の共通の見解でした。

私たちは、失敗をするとがっかりと落ち込んでしまうものです。ネガティブに捉えて、失敗を隠したいと思う人もいるでしょう。

しかしそれでは、負のスパイラルにはまりこんでしまいます。ミスを隠したばかりに、後々取り返しのつかない事態になった例を、私たちはニュースで見かけますが、決して他人事《ひとごと》ではありません。

元来、**自分がワクワクするようなビッグプロジェクトには、うまくいかないことはつきもの**です。私は、ハーバードで電気生理学の研究に取り組んでいましたが、実験の成功率といえば惨憺《さんたん》たるものでした。

こうした実験では感覚を頼りにアプローチするため、ほんの小さな誤差によっても失敗は数限りなく起こります。失敗しながら条件を少しずつ変えて、ようやく成功に導かれるときもあれば、失敗続きで終わってしまうこともありました。しかし、根気よく続ける中で、大きな発見につなげることができました。

大きなプロジェクトの過程では失敗は数限りない。それを乗り越えてこそ成功につながる——これは、研究だけではなく、どんな仕事でも共通して言えることだと思います。

ですから、**失敗を見つけたら、成功をつかむために訪れた幸運だと考えましょう。**思考のパターンを変えることで、脳は新たな回路を構築します。それを繰り返すことで、失敗＝成功のチャンスだと脳の中でデータを書き換えることにもつながります。

○ 失敗の原因を最低5つ考える

とはいっても、もちろん同じ失敗をいたずらに繰り返しているだけでは、成功のきっかけにはなりません。特にケアレスミスなどの防げる失敗を繰り返すのは、時間を無駄にします。「確認の繰り返しによって、確信を得なさい」とボスからもよく言われましたが、同じ失敗を防ぐためには、客観的に原因をつきとめることは大切だと痛感していました。

そこで、私が同じ失敗を二度としないために、行ってきたメソッドをご紹介します。

STEP① 失敗の原因を5つ以上挙げる

STEP② 失敗を防いだ研究プランを書き、見える位置に貼る

5つも原因を探すのは難しいと思う人もいることでしょう。

しかし、次に同じ失敗を繰り返さないためには、徹底してミスをあぶり出していくことが重要です。2度以上同じ失敗をしてしまったときには、私は少なくとも5つ、多くの場合はそれ以上の失敗の原因を挙げるようにしていました。非常に大事な行動です。

例えば、同じ実験で失敗したときに挙げたのは、

1. 温度に間違いがあったことが考えられる
2. 流速（気体や液体の流れる速さ）に間違いがあったことが考えられる
3. 酸素量に間違いがあったことが考えられる
4. 薬剤の濃度に間違いがあったことが考えられる
5. 測定単位に間違いがあったことが考えられる

（「マイクロメートル」ではなく「ミリメートル」にしてしまったなど）

というように。

同時に、失敗について人にさらけ出すのは恥ずかしいと思っても、上司である教授や同僚、後輩に**「こういう失敗をしましたが、原因はどういうことが考えられると思いますか？」と質問することもありました。**これによって、貴重な意見を得られることも少なくありませんでした。

営業担当者の場合は、どうでしょうか？　もし営業先に何度行っても断られてしまうような場合、その原因を一度考えてみてください。

1. 訪問のアポイントが強引すぎた
2. 得意先への訪問をした時間帯が悪かった
3. 話の進め方に無理があった
4. 渡した資料に誤りがあった
5. 先方の担当者からの質問に即答できなかった

このように考えていけば、ミスの原因は絞り出せるものです。できる限り、多くの原因を考えたほうが、それを防ぐプランもより綿密になり、たとえ次にミスをしてしまったとしても、段階の異なるミスになっているはずです。

人的ミスは誰でもしてしまうものですが、原因から目をそらさずに追究していくことで必ず克服できます。

習慣

14

過去より「目の前の情報」を重視する

○常識と違っていても失敗で片づけない

そもそも、なぜ私たちは失敗を失敗だと感じるのでしょうか。

1つにはうまくいかないこと、成功以外はすべてよくないことと社会全体が認識されているからではないでしょうか？

間違いや、当たり前ではないこと、違う結果に帰着したことはすべて失敗としてみなされます。これは傷つきたくない、恥をかきたくないという私たちが生まれながら持っている心の防衛機構でもあります。

しかし、あるとき、私はこう言われました。間違いは単にタイミング（間）が違っただけで決して失敗ではないと。間違いから学びは始まるのだと。それ以来、失敗したときは逆に成長できるチャンスができたと喜び、どうして失敗と感じたのかを自己分析して改善の道を探るようにできました。

時には、失敗はただの思いすごしで、ちっとも間違っていなかったということもあります。

そして、**過去に検証され、常識になっている事柄、つまり成功とされているパターンにうまくたどり着けないときも、人は失敗をしたと感じます。疑いようのない常識があると、ついこうあるべきと考えてしまいます。**

○文献より目の前の結果

ところが、私がハーバードで学んだことは、この考え方とは全く違っていました。ハーバードのようなエリートが集まる研究所では、結果がすべてというイメージを抱いている人も多いと思います。私自身、自分が研究者として働くまでは、そうしたイメージを持っていました。

ところが、ハーバードでは結果だけでなく、過程をとても大切にしていました。先人が発見し、今では常識となっている普遍的なデータはもちろん重要です。しかし、こうした常識だけに頼らず、実際に現場で自分自身で得た情報を信じるのが大切だという考えが重んじられていました。

ですから、プロジェクトチームのメンバーが集まってディスカッションをするときにも、それぞれが持ち寄った生の実験データから、何が分かるかということが非常に重要視されていました。常識に当てはめると失敗だと思われる実験結果からも、何かを得ようとする考えを皆が共有していたのです。

日本の大学では、疑いようのない常識があるから、だからこの実験はこうあるべき、という考え方をしてしまいがちです。

しかし、例えば同じ条件、環境で実験用のラットを使っても、生後7週目からが大人とされるラットの5週目を使うか、6週目を使うかによって、実験結果は変わります。また、たとえ同じ週のラットを使ったとしても、個体差によって違うデータが生まれると考えるほうが自然です。

「過去に蓄積された膨大な文献よりも、目の前にある情報のほうがよっぽど重要度が高い。だから、常識と思われている情報とは違う結果が出ても、失敗と片づけてしまわず環境や条件などを1つずつ検証することが大切だ」。これは、ボスがよく言っていた言葉ですが、私は今も折に触れて思い出し、大事にしています。失敗は成長の早道で、成長は行動のプロセスをどう料理していくかで決まり、それがあなたのライフスタイルを作り、影響力を高めていけるということこそ、私がハーバードで学んだ最も重要なことかもしれません。

習慣

15

「アンコンフォートゾーン」でチャンスを広げる

○ 不可能だと思うことにあえて挑戦してみる

常識にたどり着けないとき、常識に執着しすぎてしまうと失敗だと思い込んでしまう機会が多くなるとお話ししました。**やりたいけれど、不可能だと思っていることも実は、常識で判断しているから**ではないでしょうか。

人は、無意識に「コンフォートゾーン＝居心地のよい場所」を作り、その中だけでとどまろうとしてしまいがちです。その中であれば、自分が今持っている能力の範囲内で実現可能なことばかりなので、無理することなく過ごすことができるからです。

しかし、コンフォートゾーンの範囲内にとどまっている限り、予測できる結果しか得られません。

逆に、コンフォートゾーンを出て、「アンコンフォートゾーン＝居心地のよくない場所」に入ると、簡単に結果は得られなくなるでしょう。ただ、リスクを伴う分、チャンスも大きく広がります。コンフォートゾーンを拡大し、日常の選択や決断が変化し、ライフスタイルが変わっていくチャンスでもあります。

では、どうすればアンコンフォートゾーンに飛び出せるのでしょうか。そのために必要なのは、やりたいと強くコミットすること、自分で責任をとるという覚悟が表れた「本気」、恐れや恥を持ちながら、結果を恐れず飛び込む「勇気」、そしてたくさんの人の応援により得られる「運気」です。

お金がない、時間がないといった「できない」理由を考えず、やりたいという〝本気〟の思いで、〝勇気〟を持って1歩を踏み出します。すると、コンフォートゾーンでは自力でできることにしか取り組む必要がないので必要のなかった「他力」(他人の力を借りる)を働かせる必要が出てくるかもしれません。他人の協力も得られるわけですからチャンスが広がり、結果的に〝運気〟も上がるのです。

○ランチのサンドウィッチをフカヒレにかえる

アンコンフォートゾーンに踏み出す、身近な一例を挙げてみましょう。

思考パターンを変えるために、普段は家で簡単にランチを済ますところを、「公園でサンドウィッチを食べる」とします。これではまだコンフォートゾーンにとどまったままです。これを、「ランチにフカヒレを食べにいく」という、もっとやりたいことにかえてみるのです。

金銭的には負担になるから無理だと感じても、本気で探してみると、ランチタイムなら案外手頃な価格で食べられる店が見つかるかもしれません。たとえ、いつもより少し贅沢《ぜいたく》をすることになったとしても、**どうせ無理だと思って何もしないよりも、新しい経験が得られます**。本当にほしいものは何か、自分の本能に向き合うトレーニングにもなります。

新しい経験が脳を刺激し、昼食後は今まで思いもつかなかったようなアイデアが生まれることもあるでしょう。

それでは、具体的にトレーニングを説明します。

STEP① **仕事、趣味、家族、人間関係の4ジャンルから1つずつ、アンコンフォートゾーンへとはみ出る、ワクワクすることを思い浮かべる**

(例) 休暇を取って、アメリカで行われるセミナーに参加する

STEP②　STEP①で思い浮かべたことが実現できたときの状況を思い浮かべてみる

（例）セミナーを受けた後、多くの人とうまくつき合えている

STEP③　STEP①で思い浮かべたこと、またはそのための足がかりになることを見つけ、最初の行動を遅くても1時間以内に起こす

とはいっても、海外のセミナーに行くにはコストもかかれば、時間もかかります。すぐに行動に移すのは不可能だと思い、諦めてしまう人もいるはずです。

しかし、セミナーの資料を取り寄せたり、交通手段や受講可能な日程を考えたりするのならどうでしょう。今すぐにでも行動は起こせるはずです。できることから始めましょう。

すぐにできないことでも、実現できたことを想像してみると、ワクワクし、行動を起こす意志や意欲が強くなります。

このように、アンコンフォートゾーンへと飛び出すことを考える癖をつけることで、

脳はやりたいことを実現するための思考へと変わっていきます。

新しいことへの挑戦は脳内に新しい回路が作られて脳内コミュニケーションが活性化します。

○脳内物質を活性化し不安を克服する

アンコンフォートゾーンに飛び込むことが重要だと分かっても、やはり未知の領域に踏み出すのは不安も多いものです。そこで１つ、アンコンフォートゾーンに踏み出すために有効な、脳内物質の活性化の方法をご紹介しましょう。

その脳内物質とは、脳幹《のうかん》部にある青斑核《せいはんかく》というところで作られる**「ノルアドレナリン」です。この物質は、感情のコントロールを保つのに欠かせない物質**です。

ノルアドレナリンが不足すると、特に怒りと悲しみの感情がより強くなって脳が不安定な状態になってしまいます。逆に、ストレスを受けるとノルアドレナリンの分泌が盛んになり、そのストレスから生まれる恐怖や不安に対応できるように働き、私たちの心と体のつながりを正しくして整えてくれます。

つまり、**「何かにチャレンジする=アンコンフォートゾーンに飛び込む」際に感じる恐怖や不安こそ、ノルアドレナリン分泌を鍛えるのに最適な方法**というわけです。

私たちは、自信があまりないときや、失敗することへの恐れを持っているときに、ジャンプすることを戸惑います。しかし、勇気を持ってそこに飛び込むとノルアドレナリンの作用が発揮されて、徐々にその恐れが消失していきます。最初に壁となっている恐怖や不安を飛びこえさえすれば、後はノルアドレナリンのパワーが脳を安定化させて危機的状況に適応してくれるのです。

ストレスと言うと精神的に不快で、放っておくと病気を引き起こす悪い印象があります。しかし、適度なストレスは火事場の馬鹿力を誘発するもの、つまりアンコンフォートゾーンに飛び込む勇気となるノルアドレナリンを脳内に放出させてくれるものでもあるのです。

飛び込むときには、コツがあります。

決断するのに5秒以上かけないということです。頭の中に思考として浮かばないうちに、勇気で一歩を踏み出すわけです。

以前、バンジージャンプをしたとき、3カウントしたらあの空へ飛び込めと言ってくれたインストラクターがいますが、まさしくそんな感じです。

同じような体験を2~3回繰り返すと、もはやノルアドレナリンの分泌は起こりません。すでにあなたにとって不安や恐怖は過ぎ去り、毎日の習慣みたいに当たり前となっているはずですから。

すなわち、**チャレンジすることが逆に心地よくなってくる**のです。

加えて、**ノルアドレナリン分泌が効果的に行われると、リーダーシップもうまく発揮できることが期待されます。**

習慣

16

ハーバードの研究員は「1つのことを10年続ける」

○専門性を見極めるには経験も忘れてはいけない

自分にとっての専門性とはなんだろうか。これは、業種や職種を問わず、誰もが一度は突き当たる問題です。

専門性について、ハーバード時代のボスから言われた言葉で印象的なものがあります。それは、「ワクワクできそうな仕事に出会ったら、最低でも10年間は続けてみなさい。そうすれば、それがあなた自身の価値に結びつくかどうかの答えが出るだろう。その時にワクワクしなければ、またやり直せばいい」。

この言葉は、研究職に限らず、他のどの分野にでも共通するアドバイスだと思います。**10年間1つの道を志して突き進むと、始めた当初は気づかなかったものが見えてきます。**逆に言えば、10年間続けても、何のワクワクも得られなければ、その分野はあなたがその専門性を活かして世界に貢献するものではないのでしょう。

私は、ボスから「10年間続けなさい」と言われたことで、大学院で5年間研究していた専門分野である電気生理の研究をハーバードに着任してからも続けました。結果的に、世界で習得している人がほとんどいない方法で実験ができるようになりました。そして、ハーバードに在籍中、その実験技術を求めるさまざまな人とコラボレーションすることができたのです。

○最初の3年間はやみくもに集中する

ただ、10年間ボケーっと過ごしていても、その分野のトップクラスを目指すのは難しいのは明白です。

最初の3年間はやみくもに、1つのことに向き合いましょう。この期間は、上司や同僚などから言われたことにただ従うだけでも十分に成長できます。しかし、経験を重ねて視野が広がれば、ただ言われたままに作業をする時期は過ぎていきます。

また、経験を積むと、周囲から言われた以外のアイデアが思いつくようになりますし、言われた以外の行動をとりたくなってきます。

そうなったら、チャンス！　ハラハラしますが、徐々にでいいので、言われていない行動もとるようにしてみましょう。中でも、結果が読めない行動が大事だったりするのです。予測しなかったことが起きて不安になるか、おもしろいと思うかです。

一流の研究者が集うハーバードでは、着実に成功するものしか取り組まないのではないか、また優秀なゆえに結果が分かってしまうのではないかと、考えている人は多いかもしれません。

しかし、彼らの考えはその逆で、結果が見えるものには誰も興味を示しません。**たとえ何度も失敗することが分かっていたとしても、結果が見えない未知の領域を知りたいという情熱がとても強い人が集まっている**からです。

○ 次の一手は限りなくある

そのため、たとえ結果が予測できるものだったとしても、実際に実験をして、その結果が出るまでは決して予測の話をする人はいませんでした。これは、日本の組織で交わされる、「こういう結果になるはずです」とか「こういう結果を目指してやってみましょう」という予測ありきの取り組み方とは正反対でした。

彼らが、実験の結果をもとにして何が考察できるかを、常に探求し続けていくことを大切にしていたからだと思います。

常にワクワクを持っている彼らは、**自分が思っていたような結果を残せなくても、次の手法、さらに次の手法というように、別の方向で同じゴールを目指します。**時にはゴールを変更する柔軟さもあります。それだけの情熱に支えられて複数の手法が取れるからこそ、自分の専門分野については他の誰よりも1歩リードした結果を生み出せ、自分のやっていることに自信を持って取り組んでいけるのだと思います。

もし今、ワクワクできるものをすでに見つけているとしたら、**1度や2度の失敗で簡単に諦めず、10年間はさまざまなステップを踏みながら続けてみましょう。**10年経った後に振り返ってみて、10年前の失敗と今の失敗の質を比べてみてください。あなたの成長の足跡が、目に見えて右肩上がりになったのが明らかになるでしょう。

○一見無関係なことから本当の能力に気づく

今の自分のポジションで好きな仕事ができる立場ではない、と考える人もいるかもしれません。しかし、どんなに些細なことでも、少しでも楽しいと思えることを続けてみてください。

ここで私の経験をお伝えしましょう。私は、電気生理の研究に情熱を感じて、ハーバードの研究員になりました。しかし、10年間研究に打ち込む中で、いつしか「自分にとって最もワクワクを感じられるのが研究とは違うかもしれない」と考えるようになりました。

最初の1~2年こそ結果を残そうとがむしゃらに研究と向き合っていました。しかし、コンスタントに論文を発表し、周りからの評価が高まるのとはうらはらに、自分のワクワクが別にあると確信してしまったのです。

研究は自分の知識を蓄積しながら続けることで、未知の発見をすることに喜びがあります。その発見によって、研究者として人々の健康や幸せに寄与することはできるかもしれません。

しかし、私はそれよりもプロジェクトチームの人々と接したり、学会で他の研究者たちと交流をしたりする中で、人と接することで人を幸せにするのが好きだと気がつきました。自分にしかできない方法で人と交わり、幸せにすることのほうが、私にとってはワクワクの気持ちが強いのだと確信したのです。

それで、ハーバードの上司や仲間は「もったいない」と引き止めてくれましたが、別の道へと踏み出そうと決心しました。

私は今、訪問リハビリ、介護関係の仕事、動物関係の仕事、ヨガ講師、セミナー講師、講演家など、さまざまな顔を持って活動しています。なので、私に対する呼び名もいろいろで、時にはリハビリの先生、時には体操の〝おいちゃん〟、時にはヨガの先生、時には脳科学の先生、時にはパーソナルトレーナー、そしてマッサージの人とバラエティに富んでいます。

10年間、電気生理の研究を頑張り続けたことは結局、私に2つの恩恵をもたらしました。1つは、研究者として世界でも希有な存在になれたこと。もう1つは、多くの人に接して幸せになるサポートをすることのほうが、ハーバードの研究者であり続けるよりも、自分がもっとワクワクすると気づいたことです。

ですから、今読者の皆さんが置かれている場や与えられた仕事にワクワクすることを見出せなくても、**今いる場所で少しでも楽しいと思えることを探してみましょう。そして、それを10年間続けてみるのです。すると、世界でトップクラスになれる場合もあれば、自分にとっての本当の意味でのワクワクに気づく場合もある**でしょう。

もしかしたら、それは今いる場所でさらにスキルを高めていくことかもしれません。あるいは、私がそうだったように今いる場所を去って、新天地を求めることになる場合もあるでしょう。どちらの選択も、あなたの脳を成長させます。

いずれにしても、自分にとって少しでもワクワクと思えることに1日1日向き合うことで、一歩リードした結果を生み出せる脳に進化しているはずです。

第 4 章

「あなたの潜在能力」を出し切る脳の使い方

習慣

17

無意識にしている「ムダな行動」を数え上げる

○ストレスの原因は脳に刻まれた行動パターン

私たちの脳はこれまでの経験による固定観念に縛られていて、それが本当にやりたいことの実現を妨げているということはお話ししました。そして、脳にいつもと違う刺激を与えることで、いつも同じになっている思考のパターンは変えられるということもおわかりになったと思います。

　とはいっても、そんなことは無理だと言い訳をしたくなったり、変化にストレスを感じたり、変わりたいと思っても変われない、という人もいるでしょう。それは、あなたの気持ちが弱いからではなく、無意識に行っている行動が、そう思わせている可能性が高いのです。

　この章では、思い込みを作っている行動パターンを見つけ、それを克服し、さらに1歩進んだ状況を作り出せる方法をお伝えします。

　まずは、想像してみてください。初めて訪れたセミナー会場。初対面の人が集う中で、あなたはドアを開けたときに、どの席に向かうでしょうか。前方の席に座ろうとする人、真ん中の席に座ろうとする人、あるいは端の席を選ぶ人もいるでしょう。

　こうした行動は、脳に深く刻まれたその人のパターンになっていて、無意識に体が動いています。

　誰にでもそれぞれの行動パターンがありますが、しょせん無意識だから変えようがないと思ってしまいがちです。

しかし、こうした**無意識の行動が、私たちの日常生活の見るものや聞くもの、触れるものに影響を与え、ワクワクを実現するための妨げになっているとしたらどうでしょうか。行動パターンを見直す必要があると思うでしょう。**

私はといえば、セミナー会場などでは必ず隅っこの席に座るのがいつものパターンでした。この行動には、人を避けようという心理が働いています。かつては、初対面の人と接するのが苦手で、親密に人と関わるのを避けたいと思っていた私は、なるべく人と関わらないで済む端の席を無意識に選んでいたのです。

しかし、そんな自分の行動パターンは、人とのコミュニケーションの機会を妨げ、なりたい自分になるチャンスを逃しているのだと気づきました。

そこで、セミナー会場では意識的に真ん中の席を選ぶなど、人と接することが前後左右で自在にできる環境を選ぶようになると、出会いの幅が大きく広がったのです。

●本書へのご意見・ご感想をお聞かせください。

ご協力ありがとうございました。

郵便はがき

切手を
お貼りください

105-0003

（受取人）
東京都港区西新橋2-23-1
3東洋海事ビル
（株）アスコム

ハーバードの研究員が教える
脳が冴える33の習慣

読者　係

本書をお買いあげ頂き、誠にありがとうございました。お手数ですが、今後の出版の参考のため各項目にご記入のうえ、弊社までご返送ください。

お名前	男・女	才
ご住所　〒		
Tel	E-mail	
この本の満足度は何％ですか？		％

今後、著者や新刊に関する情報、新企画へのアンケート、セミナーのご案内などを郵送またはeメールにて送付させていただいてもよろしいでしょうか？
□はい　□いいえ

返送いただいた方の中から**抽選で3名**の方に
図書カード3000円分をプレゼントさせていただきます。

当選の発表はプレゼント商品の発送をもって代えさせていただきます。
※ご記入いただいた個人情報はプレゼントの発送以外に利用することはありません。
※本書へのご意見・ご感想およびその要旨に関しては、本書の広告などに文面を掲載させていただく場合がございます。

○行動を書き出してみる

自分では気づきにくい無意識の行動パターンを顕在化して、変えていくメソッドを紹介します。

STEP① **朝起きてから寝るまでの行動を書き出す。100個を目標に！**
（※どうしても難しい人は、10個くらいになっても構いません）

自分の行動を洗いざらい書き出すと、好みや思考のパターンが浮き彫りになります。普段、気がつかない間にいかに無意識の行動パターンに支配されているかが分かるでしょう。15分ごとにしていることを書いてもよいでしょう。

このメソッドを実践すると、私が人を避けるために席を選んだり、人となるべく会話を交わさないでよいルートを選んだりしていたように、**行動パターンの中で自分の弱点を見つけることにもつながります。**

私も100以上の行動を書き出すことで、いかに自分が無意識に「してはいけない行動」パターンに支配されていたかを痛感しました。

STEP② 毎日の習慣から不要なものを思い切ってやめてみる

1日の行動パターンを細かく書き出したら、次に行動パターンを変えるトレーニングを実践してみましょう。

100個書き出した日々の行動パターンの中には、**必要のないものが必ずあるはずです。それを1つずつ検証し、いらないものを消して加えたり変えたりしてみましょう。**

消せないと思った行動でも、よくよく考えると他人に振ることができるものもあります。丁重にお願いしてみるとよいでしょう。

ハラハラすることもあるでしょうが、行動が脳に影響を及ぼしている証拠ともいえます。結果として、思考のパターンまでも変わります。

ここで、私の行動を例に出してみましょう。100個も出すと紙面の無駄遣いになるので、一部を挙げてみました。これらは、仕事を始めるまでの朝の行動です。

目覚ましを止める／2度寝する／スヌーズ機能を止める／スマホをいじる／トイレにいく／水を飲む／瞑想する／読書する／ヨガをする／朝食を作る／朝食を食べる／洋服を着替える／歯磨きをする／顔を洗う／顔をタオルで拭く／ゴミ捨てをする／駅まで走るor歩く／改札を通る／電車を待つ／電車に乗る／乗り換える／電車から降りる／乗り換える／電車に乗る／読書する／電車から降りる／乗り換える／電車に乗る／読書する／電車から降りる／改札を出る／エスカレーターを降りる／仕事着に着替える／今日の予定をチェックする／自転車に乗る／仕事に出かける

朝のいそがしい中でもこれだけの行動があり、それだけの選択の機会があるということ。一部の10個の行動だけでもやめたり変えたりすれば、思考パターンも予想以上に変わりそうな気がしませんか？

習慣

18

「考え方が逆」の人の選択に従ってみる

○ 理論型か感情型かに大別する

これまで、無意識の行動と選択、決断のパターン（私の場合は、人を避けること）を見つけ出すことが大事だとお伝えしました。ここでは、自分の行動の傾向を見つけるもう1つの方法を紹介します。

それは、**自分のタイプを知ること。人は、物事を理論的に捉える「理論型」タイプ**

と、感情的に捉える「感情型」タイプに大別できます。自分がどちらに該当するのかは、だいたい予想がつくでしょう。

そして、このどちらの傾向にあるのかを知るだけでも、大きな前進です。以下に紹介するように、**タイプごとに行動の変え方、さらには脳の鍛え方がある**からです。

また、タイプが分かれば行動パターンを見つけやすくなります。例えば電化製品を選ぶ際、感情型は見た目を大事にするけれど、理論型は機能やスペックを重視するといったように、です。

では、タイプごとに行動や思考のパターンを変えるメソッドに、取り組んでみましょう。

◆理論型タイプ

このタイプの人は、大脳皮質の左脳部分をより多く使う傾向があります。映画でいえば、事実を抽出してきたドキュメンタリーを好み、読書する際にもノンフィクションを選ぶ人が多いでしょう。完璧主義の人は、このタイプに多い傾向があります。

このタイプの人は、あえてフィクション作品を選ぶと、思考パターンが変えられます。

また、物事を悲観的に捉えやすい傾向があり、何か行動を起こすときには、失敗しないように完璧に計画を立ててから行動する傾向があります。物事に臨む際に成功した後のことを想像する癖をつけると、失敗を恐れて行動しなくなるようなことを防ぐことができます。

また、スマートフォンの情報に頼らず原始的な感覚器である嗅覚や視覚を使うことで、感情型の思考に近づくことができます。例えば、食事をするときに匂いを意識したり、生活の中で色を意識したりすることで、感覚器が鍛えられて感情型の思考に近づきます。

◆感情型タイプ

このタイプの人は、大脳皮質の右脳部分や大脳辺縁系の部分をより多く使う傾向があります。映画でいえば、ファンタジーや人間ドラマといったフィクションの作品を好み、読書する際にも小説を選ぶ人が多いでしょう。

このタイプの人は、ノンフィクション作品を観賞したり読んだりすることで、思考パターンが変えられます。

また、文章を書いたり話したりする際に事実を明確にし、関係性や因果関係を伝える訓練をすると、理論型のよい部分を取り入れることができます。

加えて、理論型に比べると物事を楽観的に捉えがちなので、何かに臨む際に失敗しないような手段を意識すると、理論型の思考に近づくことができるでしょう。

○自分と異なるタイプの人と行動を合わせると効果的

理論型と感情型の人が、それぞれの長所を取り入れるのに最適な方法は、1日一緒に行動することです。例えば、旅行に行ったり、ショッピングに行ったりする際、完璧に計画を立てる理論型タイプと、思いつきで行動する感情型タイプとでは、過ごし方も大きく異なります。

最初は相容《あいい》れないように感じるかもしれませんが、旅先での食事、観光地の選び方などを、順番を決めて相手の選択と決断に従ってみましょう。そして、それによって自分の考え方に反する行動をとったとしても新たな発見や喜びが見つかれば、互いのよい部分を取り入れる訓練にもなります。

違ったタイプの相手のおかげで、今までの旅では思いもよらない楽しさを見つけるなど、そのありがたさが感じられたら最高です。習慣2の感謝ゲームを行うのもよいでしょう。

これらのタイプはどちらが優れていて、どちらが劣っているというわけではありません。

人が元々持っている特性を完全に変えてしまうのは難しいですし、もし完全に変えてしまったとしたら、その人の個性や強みをなくしてしまいかねません。

チームを作る際には、理論型の人と感情型の人がバランスよく配置されているのが理想です。

ですから、それぞれのタイプであることを否定するのではなく、コミュニケーションをとる際は、お互いが歩み寄るためのトレーニングと考えましょう。それぞれのタイプのよさを認めることができたら、感情型タイプの人は理論型タイプになるトレーニング、理論型タイプの人は感情型で考えてみるトレーニングをしてみるのもお勧めです。

お互いの考えをうまく取り入れることで、行動のパターンが変わり、脳は新たな発想ができるようになります。

習慣

19

効果が「疑わしい」アドバイスほど耳を傾ける

○ 半信半疑でも実行してみる

私には、ワクワクを実現するために常に気づきや助言を与えてくれる、「メンター」が何人かいます。1人は、パッションテストの創始者であるジャネット・ブレイ・アットウッド氏。そして、日本を代表する投資家で、幸せに成功するための秘訣などをテーマに講演活動をされた竹田和平《たけだわへい》氏、さらにはスピリチュアルの世界で魂の師と仰がせていただいている若月佑輝郎《わかつきゆきろう》氏です。

私は、この3人のメンターから親身になってもらったアドバイスを必ず実行することが、将来こうなりたいと思う自分に最速で到達する方法だと考えています。

メンターとは、自分がモデルとする人。自分が将来なりたい理想の状態にすでになっている人ですから、その人から言われたことは、たとえその時に疑問を覚えたとしても必ず実行すれば、その人に近づくことができます。つまり、**理想の状態に向かって自分を変えることができる**のです。

今では、メンターのアドバイスを99・9％実行に移すことを肝に銘じている私ですが、最初からそうだったかといえば少し違います。

ジャネット氏から受けたアドバイスの1つに、1日のうちに1度、瞑想《めいそう》をする時間を必ず確保するというものがありました。当初私は、1日に数十分も、何も生み出さない瞑想の時間を持つのは、無駄になるのではないかと半信半疑だったのです。

しかし、この瞑想を習慣にしてから、疲れにくい脳になってきました。

また、同じようにジャネット氏から「家族との時間を大切にする」というアドバイスを受けたときにも半信半疑でした。当時の私は、ワクワクを実現するためには家庭に収まるよりも、外に目を向けたほうがいいのではという考えでいました。自分の願望の実現へ1歩でも近づこうと世界中のセミナーを受けるために出かける私の野望や情熱について、家族に語ったところで理解してくれるわけがないと最初から諦めていました。

しかし、メンターのアドバイスは絶対です。私は、まず家族に労《ねぎら》いの言葉をかけることから始めてみました。「いつも、支えてくれてありがとう」という言葉をかけてみたのです。すると、それまで海外に行くことに否定的だった家族から「気をつけて頑張ってきて」という励《はげ》ましまで受けて、気持ちよく旅立つことができるようになりました。ジャネット氏は、家族が応援してくれる環境を整えてこそ、人は能力を発揮できることを私に教えたかったのだと思います。

では、後になって自分にとって必要だったのだと実感できることが、最初から必要だと感じられないのはなぜでしょうか。それは、無意識の行動パターンによって脳が縛られているからです。こうしたブロックを外すことで、人の脳は新たな回路を生み始めて進化していきます。

先の例でいえば、「家族はどうせ分かってくれない」というネガティブな思考パターンを解放したことで、脳に新たな回路が組み込まれ、言動も変わったのです。

この家族との一件から、**家族との良好な関係を築けただけでなく、思考のパターン化を解放することの大切さも同時に知ることができました。**

ですから、現在の自分にとっては必要ではない、あるいは自分のワクワクには直接関係がないのではないかと疑問を覚えることがあっても、メンターの言葉には素直に従ってみましょう。**メンターのアドバイスが自分にとっていかに大切だったか分かる日が、必ず訪れます。**

近くに、自分がこうなりたいという人がいなければ、広く世界にも目を向けて、自分がなりたい人を探しましょう。会えなくても、その人が書いた本やブログを読めばいいのです。その人の言葉に従うことが、ワクワク実現への足がかりとなります。

習慣

20

「小さな恐怖はチャンス」だと言い聞かせる

○ハッタリをかますことも
チャンスの実現には必要

私は経験上、**「やります」と宣言すると、その大半はできたようなもの**だと考えています。このことを教えてくれたのは、私が中国に留学中に知り合ったアフリカ人の友人でした。

当時の中国は、経済情勢が大きく揺れ動いていました。マクドナルドやケンタッキーといった外資系のファストフードチェーンがオープンする時代へと、街も文化も大きく変わろうとしていたのです。

そうした時代の流れに乗って、中国にもディスコが入ってきます。そして、あるディスコを開業する企業で急きょDJ（ディスクジョッキー）が必要になり、オーナーからDJのアルバイトをやってみないかという声が私にかかったのです。

もともと音楽が好きで、留学生宿舎で週に1度、内輪で開いていたパーティーでDJを担当していたこともありました。とはいえ、1000人規模の会場で音楽を流した経験はありません。当然無理だから断ろうと考えていました。

ところが、その時のアフリカ人の友人が言った言葉はこうでした。「自分に『できる』と言い聞かせて『できます』『やります』と宣言したら、後は周りの環境がついてくる。だから絶対にやるべきだ！」

彼が言うには、こうした考え方はアフリカ人にとっては当たり前のことだそうです。そして、**時にはハッタリをかまさなければチャンスはつかめない**というのが、彼らの考えでした。

確かにそのアフリカ人の友人は、すました顔で「そんなことは俺にとっては大したことではない。簡単だ」というように、何事もないように鼻高々に伝えるわけです。彼のそんな態度も参考にして、ディスコのオーナーに会いに行きました。

○脳をハラハラさせると実現が近づく

私たち日本人は、成功が保証されていなければ、「できます」「やります」とはなかなか言えないものです。しかし、「できる」と宣言するからには、できないかもしれないという不安を見せてはいけません。

それを見習って私も、「自信を持ってできると見せなくてはいけない。そうすれば、必ず成功するから」という友人の言葉に説得されて、ＤＪのアルバイトを引き受けようと決心しました。

結果的にディスコは盛り上がり、成功に終わったのです。友人の言葉がなければ、チャレンジを試みる気にはとてもなれなかったでしょう。

「できる」と宣言したことで、到底無理だと思っていたことに成功し、その後1年近く私にとっての大切な収入源にもなったのです。それも中国という異国の地で……。

「できる」宣言をしたとき、脳は非常に「ハラハラ」していました。ハラハラするとき、普段はしないような脳の使い方をします。**このハラハラが、絶対に無理だと思うことでもできてしまうように、脳を自由な発想ができるようにチューニングしてくれていた**のです。

○ トレーニングで恐怖を生む思考を変える

私が、アフリカ人の友人から得た教訓は、「小さな恐怖はチャンス」だと、自分に言い聞かせられるようになったことです。

最初から「できます」と自信を持って引き受けられなかったとき、私の脳の中で何が起こっていたのかを説明しましょう。まずは、「引き受けてうまくできなかったら、どうしよう……」と思考します。次に、恐怖の「感情」が生まれます。最後には、逃げるという「行動」に移行してしまうのです。

つまり、**「思考」が「恐怖」を生み出している**のです。

ということは、思考によって、恐怖を軽減させることだって可能なのです。それは、トレーニングでできるようになります。思考が生み出す感情は、恐怖に限らず、他の感情も該当します。

そのトレーニングを始める前に、ぜひ約束していただきたいことが2つあります。

①自分がどんなことに恐怖を持っているか知ること

②恐怖から目をそむけようとせずに、向き合うこと

トレーニングの内容は簡単です。

「恐怖の原因になっていることは、チャンスになる！」と、自分に強く言い聞かせるだけです。心の中で繰り返し言い聞かせても、口に出して言っても、どちらでも構いません。

例えば、私は電話でのコミュニケーションがとても苦手です。毎回、電話をする前には小さな恐怖を感じてしまうのです。それでも、仕事をしていると1日に何度か電話の必要に迫られます。

そこで考えたのは、こうした小さな恐怖から逃げて後回しにせず、「電話を使うことは、チャンス！」だと考えて、すぐに行動するというものでした。普段は存在しない脳の使い方をするわけですから、ハラハラはします。でも実際、この訓練によって私は電話が以前ほど怖くはなくなりました。

これを続けると、小さな恐怖が徐々に克服できるようになります。すると、多少の大きな恐怖が目の前に現れたときにも逃げ出さずに、対処できるようになります。

習慣

21

「やります」の一言でキャリアを変える

○ 超スタートダッシュが重要

DJのアルバイトを経験した一件は、その後、ハーバードで研究員として働き始める際にも、大変役立ちました。

私がハーバードの研究員として勤務し始めたのは、2003年のこと。着任早々、それまで私にとっては全く経験のない方法で実験をすることになりました。ボスからある論文の完成を託されたからです。

入ったばかりの職場で取り組む初めての実験ですから、できることなら失敗はしたくないという不安な気持ちも当然ありました。しかし、「できます、やります」と宣言したことで、私はボスが完成させたかった論文に取り組むという大きなチャンスを得ることができたのです。


まず、私が初めて取り組む実験に「できます」と、なぜ即答することができたのでしょう。中国留学中の一件に背中を押されたということも、もちろんあります。しかしそれ以上に、実は着任当時の環境によるものが大きかったのです。

着任時、驚いたのは、私に与えられた実験室が見事に空っぽだったことです。実験用器具を一から揃《そろ》える予算はありません。必要最小限の器具を新調し、それ以外は別の研究室で使わなくなったものを譲り受けるなどして、自分で実験室をセットアップするのが、ハーバードの伝統でした。毎日、全然入ったことがない教室の引き出しを開けているという（もちろん、承諾は得ていますよ）、何だか怪しい研究員を最初の1～

2カ月はしていました。

一から実験室をセットアップするとしたら、少なくとも1〜2カ月はかかります。完全に準備が整うまでは、私の専門である電気生理の実験で実績を残すことはできません。しかし、研究者として在籍する以上、何らかの形で実験をし、論文を書き上げることが求められます。

ですから、ボスからのオファーを断る余裕がなかったというのが正直なところだったのです。**その実験が成功するかどうかもわからないですが、やってみようと決心したわけです**。こうして、実験セットを組み立てつつ実験も同時進行で始めるというハードな日々を過ごしたわけですが、**結果的には超スタートダッシュを切ることに成功したのです**。

幸いにもその論文を作成するには、実験は一から始める必要はありませんでした。すでに、3割ほどが終わっていたのです。

というのも、このプロジェクトの前任者が実験を試みながらも論文を完成させることなく、ハーバードを去っていたからです。何度か論文の投稿を試みたようですが、結果的に希望した科学誌での掲載の許可はもらえず、途中で頓挫《とんざ》していたのです。

○不安を感じるほど脳はフル稼働する

実際に実験を始めてみると、着手から2カ月間で実験は成功しました。**比較的短い期間で論文を書き上げ、無事投稿も果たすというボスが望む結果を出すことができた**のです。

それればかりでなく、私がチャレンジし、習得した実験方法は、研究室の他の誰にもできなかった方法でした。世界でオンリーワンの実験方法が確立できたのです。そのため、着任からわずかの間で、他の人にテクニックを教える立場にもなれました。

私はこの一件から、2つのことを学びました。これは、今も私の行動の大切な指針にもなっています。

1つは、**「やります」と周囲に宣言した時点で、半分は実現できたようなものだと改めて確信できた**こと。あの時、尻込みしていたら、誰かが私の代わりに実験し、論文を書いていたかもしれません。あるいは、いつまでも放置されたままになっていたかもしれません。理由はどうあれ、実行に移すという決断が、成果を生んだのです。

もう1つは、**ラストスパートよりも、スタートスパートが肝心**だということ。私は着任してすぐにその実験に取りかかり、放置されたままになっていた論文を仕上げ、ボスの信頼を早いうちから勝ち取ることができました。それだけでなく、マスターした実験方法を同僚に教えるというポジションも得られたのです。大きなハラハラは発生しましたが、それに比例するかのように大きな成果を出すべく、脳がフル稼働したのです。

初めてのことに取り組む際、誰しも不安を感じるのは当然です。しかし、たとえ失敗をしたとしても、失敗により内なる自分の発見が得られることが、実は成功よりももっと重要で価値のある場合が少なくないのです。

そう思えば、失敗を恐れることも減るのではないでしょうか。むしろ、失敗でワクワクすることも増えるはずです。

以上のことからも分かる通り、できない理由を考える前に、できる方法を考えてみる。その繰り返しで脳は確実に活性化し、それが望んだ結果へとつながります。

第5章

誰もが能力を発揮できる「チームの条件」

習慣

22

ハーバードでは「メンバーの配置」に最もこだわる

○仲間の考えをまとめることが重要

私が研究員として在籍していたハーバード大学は、世界の大学ランキングで常に上位です。そして、ハーバードの研究者たちは、『ネイチャー』や『サイエンス』といった一流の科学誌に論文が掲載される常連で、輝かしい実績を上げるスター集団です。

「ハーバードには、人並みはずれた記憶力を持つ人が揃っているのだろう」

研究員として在籍する前、私はそんなイメージを持っていました。というのも、日本の教育の現場では、頭の優劣を判断する基準として、記憶力のよさが大きなポイントとなっていたからです。

ところが驚くことに、**ハーバードで出会ったボスや同僚の多くは、何かを記憶することが苦手**でした。「昨日の晩ご飯は何を食べた?」と聞いても、とっさに思い出せないこともしばしば……。当初は、案外〝おばかさん〟なんだなと思ったものです。

しかしすぐに、彼らが仕事の上で、記憶力のような分かりやすい優秀さに重きを置いていないことに気がつきました。ハーバードで優秀だと判断されるのは、自分の考えに固執せずに、仲間全員の考えを取り入れられる人、すなわち脳の柔軟性が極めて高い人。さらに、それをあらゆる角度からまとめ、チームとしての研究を前に進められる多角的視野を持った人たちの集団でした。

つまり、「コーディネイト力」に優れた人です。プロジェクトを成功させられる、最後までやり切るチームは、こうしたコーディネイト力がある人のもとで結成されて、メンバー全員のやる気をはぐくみます。

○　モチベーションを下げない配置

研究室では、同時にさまざまなプロジェクトが立ち上がり、それぞれのプロジェクトメンバーが共同で研究を行っています。その際、メンバーが各自の専門性を発揮して実験を行います。そして、教授がその結果をあらゆる角度からまとめていきます。この時、**コーディネイター役の教授が、メンバー一人ひとりが最大限の力を発揮できるように配置することで、相乗効果を生み出せるように導いていた**のです。

コーディネイト力の優れたボスはまた、物事をまとめる力に加えて、人のモチベーションを上げるコミュニケーション術も優れていました。各メンバーが何が得意で、何について取り組んでいるときにワクワクするのかを見出すことに長《た》けていたのです。

恐らく、とても感性が豊かな人が多かったのだと思います。

例えば、自分に割り振られた実験に興味がなく、モチベーションを保てずにいるメンバーには直接「やりたくないのか?」と聞く前に察して、そのメンバーが力を発揮できる持ち場に配置したり、適当な人へと担当を変えたりします。こうして、**皆がワクワクしながら自分の担当する実験に取り組めるように人を配置**していきます。

ですから、私自身もボスによって、気づかない間に自分がやりたい道を作ってもらっていることが度々ありました。私の場合はチャレンジを好む性格だったので、「やってみなければ分からない」系の挑戦的なプロジェクトにも参加させてくれました。その人の得意な面を、うまく使って引き出してくださったのです。

専門性を持った各メンバーの立ち位置を調整し、やりたいことだけに集中できる環境を作るのも、コーディネイターの大切な仕事でした。

研究者に限らず他の業種においても、チームリーダーとしてメンバーをまとめる際には、コーディネイト力はもちろん不可欠となります。

○ コーディネイト力は誰でも鍛えられる

それでは、コーディネイト力を身につけるために、ハーバードの教授が行っていたことを紹介しましょう。それは、パーティーを開くこと。パーティーというと飲み会のようなものを想像されるかもしれませんが、必ずしもお酒は必要ありません。時にはお茶を片手に、メンバーが集まることもありました。

ただダラダラとお酒を飲むのではなく、**メンバー同士の心の交流の場を持つことを目的**としていたのです。

パーティーでコーディネイター（リーダー）がやるべきことは、以下の2つです。

①**メンバーに好きなこと（ワクワクすること）を尋ねる**
②**メンバーに嫌いなことを尋ねる**

ハーバードの教授たちも、パーティーではメンバーに必ずこの2つのことを尋ねていました。こんな簡単なことなら、いつもの飲み会で話していると思った方、あなたは自分のチームや部署のメンバーがワクワクすること、嫌がっていることを即答できますか？　いつも一緒に仕事をしているメンバーのことなのに、案外知っているようで知らないと思った方も多いのではないでしょうか。ハーバードの教授たちは、この

2つの質問でメンバーそれぞれが、自分の能力を自分でどう感じているのか、チェックしていたのかもしれません。

飲み会で人が集まると、愚痴《ぐち》を言い合ったり、ボスが部下に自分の自慢話をしたりといった光景がよく見られます。しかし、その前に、この2つのことを必ず聞いてみてください。そして、部下や同僚がワクワクしながら仕事に臨み、力を発揮できるポジションを決める際に役立ててください。

その際、注意しなければいけないことが1つあります。それは、主観的な感情に惑わされないこと。個人的な好き嫌いを判断材料にしていては、個々の能力を最大限に活かすための配置はできません。先の2つの質問によって個々の情報が得られたら、感情を持ち込まず、客観的に部下や仲間の適性を考え、プロジェクトでの配置へと導きましょう。

リーダーのコーディネイト力が高まれば、メンバー一人ひとりが最大限の力を出せるようになり、チーム全体の総合力の向上にもつながっていくでしょう。

習慣

23

偉大なプロジェクトは「マッピング」から生まれる

○「できない」思い込みがチームの成功を妨げる

プロジェクトを前進させ、やり切るチームを作るには、メンバーそれぞれの考え方をまとめるコーディネイト力が必要だとお話ししました。その時、もう1つ重要なことがあります。それは、メンバー一人ひとりも、お互いの考え方を知っておくということです。

ハーバードの研究室がチームでプロジェクトを進める理由は、すべてのメンバーが力を最大限に発揮できれば、相乗効果が生まれるからです。1人だと失敗を恐れてリスクを取れないことでも、別のメンバーがそれを補うことができます。それにより、チームとして目標を達成することができ、それはチーム全体にとって幸せなことです。


チームで何かをするとき、失敗をしたらどうしよう、それを責められたらどうしよう、と思うことも多いでしょう。失敗するくらいなら、最初から新しいことはせずに、うまくいきそうなチームに入るようにしたり、成功したチームにできるだけ長く入れるように自分を押し殺したりするかもしれません。

できない、失敗しそうだと思うのは、過去の経験により脳が縛られているからです。それは、思い込みにほかなりません。そして、その思い込みが、自分自身の可能性だけでなく、チーム全体の成功さえ妨げてしまうこともあるのです。

チームでプロジェクトを進めるときこそ、脳を思い込みから解放して、自由な発想ができる状態にしておくことが大切なのです。そしてその上で、ほかのメンバーの考えや役割も知っていれば、「できない」で終わらず「できる」ところが発見できチームがさらに前進していけるでしょう。

○ 全体像と自分の立ち位置が分かる

ハーバードでは、1つのプロジェクトの進行中に、主にコーディネイター役のボスが、B3〜B4サイズの大きな紙を用意し、「マッピング」といわれる手法でチームのメンバーそれぞれが行う実験についてまとめていました。

マッピングは、鳥の目のように俯瞰して見る力が身につきます。

①**全体像が一目瞭然になる**

やるべきことを単に羅列するよりも、**誰が見てもすぐに全体像が把握できる。**

②**個人の役割、立ち位置が明確になる**

他の人と同じ実験をしてしまうなどの**無駄が省ける。**

マッピングの手法はこうです。

STEP① **実験から導き出したいことを中央に書き出す**

STEP② **メンバーがそれぞれ何の実験をするのかを、細かく書き出す**

STEP③ **1～2週間に1度、ミーティングを行い、実験結果とそこから分かったこと、次にメンバーの各人がどんな実験をするかなどを書き出し、マッピングの用紙を更新していく。この用紙は貼り出したり、所定の位置に置いておくなどして、チームのメンバーがいつでも見られるようにしておく**

STEP④ **各メンバーが持ち寄った実験結果を統合し、最終的な結論を書き出す**

STEP⑤ **必要なときはメンバーの追加実験計画を立てる**

マッピングは、普段は個人で研究しているメンバーが集まった際、スムーズにディスカッションが始められるほか、自分を一歩引いたところから観察したり、価値を見出したりするのに有効です。

習慣

24

自分の「できないこと」を武器にメンバーを集める

○ サポートで大きな結果を生む

ハーバードでは多くの場合、1つの研究に対してプロジェクトチームを構成して、各自がそれぞれの専門性を活かして実験を行っていました。それは、自分の持っていない能力を補ってもらい、自分もまた他の人が持たない能力でサポートできるからです。このように、**お互いの能力を使い合うことで、より大きな結果を生み出せる可能**

性が広がります。

チームで活動する場合、自分の強みと、その逆に弱みは何か。それを知るのは、とても大事です。自分のことは、分かっているようでいて意外に知らないもの。そこで、強みや弱みを知るために、173ページの性格診断テストを行ってみましょう。

この診断テストは、古代中国から伝わる陰陽五行《いんようごぎょう》をもとに作りました。ここで、陰陽五行について簡単に説明しましょう。陰陽五行とは、紀元前1000年前後に成立した陰陽説と、紀元前400年前後に成立した五行説が結びついたものです。

陰陽説とは、万物（宇宙に存在するすべてのもの）は、陰と陽の2つのエネルギーで構成されているという思想です。また五行説とは、万物は木、火、土、金、水の5つのエネルギーを持っているという思想です。人も5つのエネルギーから成り立っており、そのうちいずれかのエネルギーが強いと考えられます。

つまりこのテストでは、あなたのどのエネルギーが強いかによって、5つのタイプのどれに当てはまるのかを知ることができるのです。

あなたが最高のチームを作りたいと思ったときは、**このテストで得た情報を参考に、仲間を集めてみてください。**

例えば、自分が木のタイプなら、その他のタイプの仲間を集めれば、強みの異なるメンバーが力を出し合うことができます。そうなれば、きっと今まで以上に大きな成果を生み出せるでしょう。

ですので、自分がどのタイプなのかを明らかにすることが大前提ですが、周りにいる人がどのタイプなのかをこのテストで知ってみるのもおすすめします。

また、相性がよいわけではない人と一緒になってしまった場合でも、自分とタイプが異なることが分かっていれば、争うことも減るでしょう。それどころか、お互いの長所を活用し合うことにもつながります。

人間関係を良好にするのにも、このテストは役立つわけです。

ちなみに相性がよくないのは、火の人の場合は水の人です。これは、水は火を消すという作用があることが関係しています。同じようなことは他の要素でもあり、木の人の場合は金、土は木、金は火、水は土にそれぞれ抑制されます。

性格診断テスト

次の質問に答えてください。

自分にどちらかといえば当てはまる場合は○、当てはまらない場合は×としてください。

No.	質問事項	○か×か
1	温厚で物静かなほうである	
2	現在、独立開業している	
3	知識欲は旺盛なほうだと思う	
4	割と口べたなほうである	
5	自分の世界観を大事にしていて、それから外れたことは関心がない	
6	いつも自然に振る舞っている	
7	学生の頃、学級委員などのリーダー役に就いていたことがある	
8	とにかく楽しいことが大好き	
9	ひらめきに冴えていて、アイデアを生み出すのが得意	
10	ついつい衝動買いをしてしまう癖がある	
11	おっちょこちょいで忘れ物をしやすい	
12	敵を作りやすいほうだ	
13	何事にも動じず、冷静なほうである	
14	人間ウォッチングが大好き	
15	相手に合わせるのが苦ではない	
16	優柔不断と自他ともに認めている	
17	自分から行動するより、どちらかというと惰性で動くことが多い	
18	地味で、目立つことはほとんどしない	
19	「しっかりしてるね」と、人からよく言われる	
20	さっぱりとした性格である	
21	きっちりとしていて正確さを大切にしている	
22	頑固で強情なところがある	
23	相手に合わせるのがとても苦手である	
24	プライドは割と高いほうである	
25	どんな状況にも臨機応変に順応できる自信がある	
26	周りを落ち着かせたり、なだめたりするのが得意なほうである	
27	雑学、うんちくにはめっぽう強い	
28	その場しのぎなところが多々ある	
29	とても怖がりなほうだ	
30	つかみどころがないとよく言われる	

性格診断テストの結果

質問事項のNo.1～6を【木】、No.7～12を【火】、No.13～18を【土】、No.19～24を【金】、No.25～30を【水】とし、各々での○の数をカウントしてください。その中で○が最も多いものが、あなたの性格になります。複数において○の数が同数になった場合は、複数の性格を持っていることになります。例えば【木】と【金】が同数の人は【木】と【金】が合わさっています。

木

誠実で面倒見のよい人です。情け深い面もあります。自分を客観的に見ることができ、何事にも冷静で判断力に優れています。その反面、損得計算をしがちなところがあり、余計なことをしたがらない傾向があります。大きな失敗が少ない一方、マニュアル的になりがちで独創性に欠ける面も。確実に物事を実行する能力に長けているため、チームの中では段取りなどの仕事に向いています。【水】の人をメンターにすると、成長が早いです。また、【火】の人とタッグを組むと相乗効果が表れます。

火

好奇心に溢れ、自由で欲望のままに、直感的に物事を判断して行動します。自分でやりたい、感じたいという欲求が強い人です。子どものように純粋であり、たくましい心も持っています。【木】の人をメンターに選ぶと、さらに調子を上げることができます。また、【土】の人とコラボしたりチームを組むと、相乗効果が出てきます。

土

【土】が表すのは情です。ですので、人の気持ちを汲み取って共感し、人を親身に受け入れ、育てることができます。愛情深いのはいいのですが、情に引きずられやすい傾向も。相手の情が円滑に満たされないと自分が食欲に走ってしまうこともありますので、少し注意が必要かもしれません。【火】の人をメンターにすると、あなた自身がさらに開花します。また【金】の人とコラボやチームを組むと、非常に活気が出てきます。

金

社交性に長けています。対外的に自分がどうあるべきかというのが気になるようです。自分を厳しく律し、統制する気質もあり、頑固な一面もあるため、父親のような存在でもあります。また、勝ち負けにもこだわるほうで、自分の意見がある場面では、容易に人に譲りません。【土】の気質の人をメンターに持つと、いざという時の判断が的確になってきます。一方で、【土】の人は【金】の人を重宝してくれます。

水

【水】の人は、周囲に同調する気質の持ち主です。人の顔色を窺《うかが》いがちで、追従的な傾向があります。水が不定型でどのような形の器にも収まることから、世渡り上手な側面があり、相手の顔色を読み取る能力に優れているので、非常に気が利きます。争いごとにはあまり関わらないというのが、もう1つの特徴でもあります。【金】の人をメンターに持つと、劇的な変化を生み出します。また【木】の人との相性は高いです。

習慣

25

プロジェクト前進の条件は「人の成功」を喜ぶ

◯ 大きなプロジェクトほどチームで力を出し合う

誰もが羨《うらや》むような成功を手中に収めるには、自分1人でコツコツと努力して成し遂げるのが最良の方法だ――こう考える人は多いでしょう。

「ハーバードの研究室にいると、人を押しのけてでも成功を手に入れようと、ライバルの研究員との熾烈《しれつ》な競争が日常的に行われているのではないか？」という質問を受けることもありました。

しかし、私が同研究施設にいた頃、彼らはお互いが発展する道を作り、その結果得られた成功をプロジェクトのメンバー全員でシェアすることをとても大切にしていました。例えば、メンバーの誰かの論文が受理されたときはいつも、高級中華料理店でランチをして、みんなでお祝いをして、喜びを分かち合っていました。

なぜなら、**大きなプロジェクトであるほど、個で進めるよりもチームで力を出し合うほうが、成就《じょうじゅ》しやすいから**です。そして、さまざまな専門性を持った研究者が互いにサポートし合えば、成就のスピードがより速くなります。

チームの参加者全員が「早く実験の結果が知りたい！」「実験の先にある新しい世界を発見したい！」といった**探究心や情熱から生まれるワクワクを共有していると、相乗効果によって研究のスピードが加速**します。その結果、チームはもちろん、個の発展の加速度が増すのだと、ハーバードの研究者たちは経験を通して知っていたのだと思います。

○ 嫉妬心は進行を妨げる

逆に、研究に打ち込む動機が**「あの人に負けたくないから」「あの人に勝ちたい」という勝負にのみこだわったものでは、ワクワクを持続できません。**

このこだわりは脳が自由に考えることを邪魔し、視野を狭くしてしまいます。そしてチーム内にライバルが存在すると、失敗や間違いを犯すことへの嫉妬心《しっとしん》や足の引っ張り合いといった反発のエネルギーが生まれます。すると、余計な緊張感や亀裂《きれつ》などが芽生えることにつながり、無駄なエネルギーによってプロジェクトの進行が妨げられかねません。

私はハーバードに在籍していた当時、常時5つほどの研究プロジェクトに参加していました。これによって、自分が主体の研究だけでなく、サポートとして参加した研究論文にも名を連ねることができ、コンスタントに実績を残すことができました。

積極的にさまざまな研究者とコラボレーションし、チームのメンバーとともに情熱を持って研究を進められたからこそ、数多くの論文を発表する実績を残せたのだと思っています。

そこにあったのは、失敗や間違いへの羞恥心ではなく、相手へのリスペクトと感謝、そして喜びの共有でした。

習慣

26

メンバー全員が幸せになれる「3つの心がけ」

○ あなたの力が必要だと伝える

チームの発展を望み、成功のために力を合わせるとはいえ、人は自分にとってメリットがなければ動いてくれないのもまた事実です。複数人がコラボレーションをしてプロジェクトを進める際、自分1人がメリットを享受《きょうじゅ》しようとしても、誰も協力してはくれません。**チームで動くことを決めたら、参加者全員がメリットを見出せるように**

するのも重要です。「ｗｉｎ－ｗｉｎ」の関係性こそ、コラボレーションだからです。

当時、私はプロジェクトのメンバーと接するときには、次の３つのことを心がけていました。

①常日頃から自分の能力をプレゼンし、他人の能力を知るためにアンテナを張る

相手が多忙であればあるほど、より効率的に自分にとって必要な人間、つまりプロジェクトのメンバー候補にアプローチしたくなるものです。

そこで、自分には何ができるかを発信しておくことが重要になります。私たち研究者の場合は論文の記名があるため、自分にどのような能力があり、何に貢献できるかをコンスタントに発信する場があります。特にインターナショナルな学会は世界中の研究者が一堂に会するので、積極的に研究内容を発表できるように計画を立てます。

私の分野では、ニューロサイエンス学会というのがメジャーな学会でした。大学院生の頃は学会発表なんか夢の夢だと思っていましたが、ステップを少しずつ踏んでいき、国際学会での発表にたどり着けるようになりました。

学会で発表しているときは、ワクワクが最高潮に達します。いろいろな国からの研究者からの質問を受け、自分の周りが人で埋め尽くされることもあり、舞台に立った気分です。

職種によってはこうした場がないかもしれません。その場合には、相手の負担にならない範囲で、日頃から自分の能力をアピールしておきましょう。会社とは別に個人の名刺を作ってそこに自分の能力、資格をアピール材料として記載しておくというのも1つの手段として有効です。

同時に、他の人の能力にもアンテナを張っておくことが求められます。日常の会話などの中から、相手の能力を探っておきましょう。

ハーバードの研究員は、他の研究員と会えば、口グセのように「私があなたのためにできるサポートは何ですか？」という言葉をかけ合っていました。そうした会話がきっかけになって、新たなプロジェクトが始動することが多々あったからです。

②相手がワクワクするストーリーを語り、プロジェクトメンバーを募る

プロジェクトには、自分が主体になって人を集める場合と、他の人が主体のチームに参加する場合があります。特に自分が人に協力を仰ぎたい際には、相手のワクワクを引き出して参加の了承を取りつけることが、プロジェクト成功の鍵を握る重要な過程になります。

そこで私がしていたのは、研究についての説明はもちろんですが、相手のサポートが加わればさらなるワクワクが生まれると熱意を持って伝えること。すると、互いにワクワクを得るために「ぜひあなたの力が欲しい」という気持ちが伝わり、自分のワクワクが相手の脳にも伝播《でんぱ》するのです。

また、相手が主体のプロジェクトの場合も、相手がワクワクするストーリーを語り、その中で自分なら何がしてあげられるかを具体的に明示します。

さらに私は毎年、名刺を変えて自分のアピールポイントや新しい肩書を書くなど、趣向を凝らして配っていました。

③プロジェクトを組む相手がワクワクしながら仕事を進められるようにする

プロジェクトを組むメンバーが決まったら、自分1人がメリットを得ようとするのではなく、参加メンバー全員がメリットを得られるように気を配ります。

逆に、自分の要求ばかりを相手に押しつけていては、相手がワクワクを感じながら研究できません。ひいては、プロジェクトの進行が遅れたり、成功が遠のいたりすることへとつながります。

プロジェクトの中心メンバーは、研究成果を上げるために「こういう実験結果が欲しい」と心では思っています。しかし、多くの研究者は分かりきった実験をするのを嫌がりますから、結果だけにフォーカスせず、プロジェクトにおける実験の重要性や、その素晴らしさをシェアする機会を持ち、メンバー全員が感謝しあうように心がけていました。そうすることで、研究者皆がワクワクを持続させながら実験に取り組むことができます。

○成功を分かち合えれば次の成功にもつながる

以上から、いかに**参加者全員がワクワクを共有できるかが、成否に関わるか**ということが分かっていただけたかと思います。

実際に社会に出ると、研究職に限らず、1人で取り組む仕事は意外に少ないでしょう。1人で完結する仕事は皆無で、何らかの「お陰様」が合わさり仕事ができています。社内のセクションや、セクションを超えたプロジェクトチームなどで仕事をする機会は多いはず。ですので、メンバー全員に気を配るのは、リーダーシップを取る際とても重要になります。

チーム全体が能力を出し合い、その成功を全員で分かち合えれば、自分にとっても得られるメリットは大きくなります。それだけでなく、**ワクワクを共有できたからこそ、熱い絆《きずな》が結ばれるのです。**

私たち研究者にとって、最大の成果といえば、実験による発見や結果が『ネイチャー』

や『サイエンス』といった一流の科学誌に掲載されることです。こうした一流の科学誌で認められ、論文の実績を残すことができれば、今後研究費用を集めやすくもなってくるのも見逃せません。

また、実績を上げたプロジェクトチームでご一緒したからということで、同テーマで教科書を作成してほしいというような新たなプロジェクトに結びつくこともありました。高い評価を受けたプロジェクトメンバーが再び結集することもあれば、同テーマから派生しそうな実験結果を求めるべく、そのうちの数人のメンバーに声をかけて新しいプロジェクトを組むこともあります。

このように、チームの関係性が良好であれば、さまざまな方向から連鎖が起こることは珍しくありませんでした。

関わった人すべてが成功を喜び合える環境が、すなわち自分にとっても最もメリットがある環境です。チームを通して得たワクワクの共有や共感、共鳴が本当の成果だと言えると、経験を通して感じました。これは、研究者に限らず、どの業種・職種にも共通して言えることだと思います。

第 6 章

世界トップの発想力・問題解決力を身につける

習慣

27

「子どもの話」を聞いて脳内回路を進化させる

○ 固定観念のない会話は想像以上のアイデアを生む

人の観念は、長い年月をかけて固定化して、脳の使い方をパターン化します。固定観念を持つと、人の脳は自由に物事を発想できなくなってしまいます。

脳は柔軟どころか、頑固な脳になってしまうというわけです。よく言えばこだわり、自分のポリシーを持った人というように言えますが、選択や決断が制限され、チャンスを活かすことがなかなかできません。

こうした凝り固まった脳を切り替えるのは容易ではありません。しかし、いったんパターン化されてしまったとしても、脳に新たなネットワークを作るトレーニングは、どの年齢になってからでも遅いということはありません。

この章では、私自身も行っているトレーニング方法を紹介していきましょう。

最初のトレーニングは、子どもと真剣に会話を交わすことです。

自分よりも知識や経験が乏しい子どもの動きを見ているだけでは、とても脳のトレーニングにはならないのではないか、と感じた人もいるでしょう。

しかし、幼児と話をしていて、その純真無垢な反応に驚いたことがある人も多いはずです。彼らは驚くほどの発想力と、新しく何かを生み出す想像力に長けています。**まだ固定観念を持たない幼児からは、思いもよらないような言葉を聞くことがよくあります。さらに言えば、言葉だけでなく、子どもの動きや表情を見ているだけでも、驚きや発見がもたらされます。**かっこつけず、ありのままの自分で輝いています。

個人差はあるものの、人の観念は、子どもの頃からの環境やさまざまな体験の積み重ねによって徐々に固まり、小学校低学年の頃（6～8歳）には確立されるといわれています。扁桃体と呼ばれる部位に、情動《じょうどう》が記憶される場所があり、幼少期からのさまざまな体験が記憶されます。すると、あらゆる物事に固定観念や先入観を持つようになるのです。

そこから脳が凝り固まり始めるのです。ですから、6～8歳のときに起きたことは、一生忘れずに脳の記憶として無意識の決断、選択となってあなたの行動範囲を決めるおおもととなっていると言っても過言ではないでしょう。

大人同士で話をするとき、相手の話している内容などから動きや表情はおおよその見当がつくものです。ところが子どもと話していると、予想をはるかに超えるような動きや表情に出会うため、驚かされます。彼らは固定観念に縛られていないため、そのときの気分のままに自由な動きや表情をすることができるのです。

大人が、このような子どもたちの自由な動きや表情を見たり、あるいは会話を交わしたりする時、脳ではどんなことが起きるのでしょうか。

驚きによって、脳内ではこれまでにはない新しいシナプスの活動が始まり、今まで照らされていなかった部分に光が当たります。つまり、脳細胞と脳細胞の連携プレイが起きやすくなります。こうして新たな回路が作られると、脳は学習します。その結果、今まで想像もしなかったようなアイデアや発想が生まれるのです。

その他にも、子どもと接することで脳にとってよいことは、数多くあります。子どもから町づくりの意見を取り入れるなど、子どもの社会参画に力を注ぐ自治体も増えています。こうした例がさらに増えれば、今後は、子どもの意見を取り入れる企業もたくさん出てくるのではないでしょうか。実際に小学生の起業家も世界にいるわけですから。

会議などのフォーマルな場だけでなく、日常的に子どもと真剣に接する時間を作るのも有効です。脳内に新たなネットワークが築かれ、よりフレキシブルな発想力が身につくでしょう。私は、ボウリングやロッククライミングをして子どもと遊んだり、子どもを先生と崇めてゲームの攻略法を聞いています。

○脳が刺激され直感力が向上する

子どもと話すことは、次のような効果があり脳を鍛えるためにも有効です。

①感情を癒やす

言葉のバリエーションが少ない小さな子どもとのコミュニケーションは、心と心のやりとりになるので、言葉を使う思考と思考のコミュニケーション以上のヒーリング効果を生むことがあります。固定観念を持たない子どもが、純粋そのものなのが関係しています。普段ほとんど笑うことがない認知症の人が、小さな子どもやペットなどを見ると自然に笑ったというシーンをよく見かけます。

②直感力を磨ける

人の脳は、長年の間に蓄積された感情によってパターン化されています。

固定観念を持たない子どもは常に直感で動いているため、その行動を見ているだけで、これまで使っていない脳が刺激され、感情や思考に縛られた状態から解放されます。結果的に、直感力を磨くことにもつながります。新しいことも吸収でき、脳内ネットワークが広がります。

③自分を知る

子どもは、我々のマイナス感情からわき出るエネルギーを敏感に感じ取っています。怒りの感情で爆発しそうなときに、自分よりまず子どもが反応して泣いてしまったという経験はありませんか？　これは、子どもが近くにいる人の感情を映し出すことがあり、その状態について教えてくれている現象なのです。

彼らが一生懸命語ってくれていることに感謝し、何を訴えているのかを引き出してみてください。笑顔で話を盛り上げてください。子どもと会話がしっかりできれば、大人との会話が楽に感じるはずです。それくらい子どもとの会話は、心と心のつなぎあいの練習になるとも言えるでしょう。

以上のような効果を得るためにも、子どもと話す際に心がけたいことがありますので、最後に触れておきますね。

①口をはさまない

子どもの常識と大人の常識とは違いますから、「それは違う」と子どもの言葉を遮《さえぎ》ったり、先回りして子どもの言葉を奪ってしまいたくもなるでしょう。

しかし、子どもが言おうとしている大事な言葉を逃してしまいます。**時には、子どもが言いたいことを引き出しながら、完全に聴き手にまわるようにしましょう。**あえて言葉をはさむとすれば、あいづちを打って話に勢いをつけてあげましょう。

②内容にこだわらない

子どもの言葉には中身がないとか、薄いとか感じることもあるかもしれません。そこで、話を途中で打ち切ってしまっては、子どもも心を開いてはくれません。

言葉にならない言葉を発している幼児と接する際にも、こちらから話しかけて、表情や動きなどに着目しましょう。そんな子どもの話こそが、大人の脳を大いに刺激します。

愛を持ったコミュニケーションこそ、子どもの脳を育て、大人の私たちの脳の成長にも寄与していくことを覚えておいてください。

習慣

28

土足で部屋に入るのが「なぜいけない」のか考える

○二極化を基準にした判断が発想力の低下を招く

私たちは普段の生活の中で、善悪、正誤、優劣――というように、物事を白と黒に分けて考えようとしてしまいがちです。

こうした考え方をしてしまうのはなぜか。それは、**社会通念になっている〝コンセ**

プト〞〝アイデア〞〝観念〞を幼い頃に学校の先生や親などから教え込まれ、脳に固定されてしまっているからです。

そのため、何か物事を判断する際に、社会の常識で感情が動き、無意識にこれらの基準に当てはめて考えるように脳がパターン化されてしまっています。これによって思考が単調になり、発想力が乏しくなってしまうわけです。社会の正義、善悪が、自分自身のそれと同じになっています。

また、優劣をつけようとしたり、善悪を判断しようとしたりと、すべての物事を白か黒かの二極で論じようとすれば、競争や恨みや妬《ねた》みといったマイナスの感情が生まれることが多くなります。

ところがハーバードで出会った研究者たちは、こうしたコンセプトやアイデア、観念に縛られず、ネガティブをネガティブとして終わらせず次のステップに活かせる人がほとんどでした。

例えば、**社会通念で悪とされる失敗を、新しい発見をするチャンスとポジティブに**

捉えるなど、二極化せず、統合して自分の中に落とし込めるのです。それは、生まれ育った環境や、さまざまな人がいるアメリカだからだということもあるでしょう。しかしそれだけでなく、彼らが脳が固定化することを嫌い、自由に発想できるように意識して過ごしていたからだと思います。以来、私も何かと向き合ったり、それについて思考したりするときには二極化ではなく、プラスもマイナスも統合し多角的にアプローチするように勇気を持って心がけています。

物事を二極化して見ないようにするためには、以下のトレーニングがおすすめです。

①自分が持っている正誤の判断を疑ってみる

例えば、日本では玄関で靴を脱ぐのが正しく、部屋の中にまで土足で上がるのは間違いだとされています。しかし他国に行けば、日本で正しいと思っていたことが絶対ではないと気づくはずです。

広く世界を見渡してみると、このような例は珍しいことではありません。ですから、自分にとっては悪、誤、劣といったマイナスの概念を持っているものが、本当に正しいものなのか、一度は疑ってみてください。

いったん枠を外してみると、実はどれが正解か、どれが間違いなのか、どうでもよかったりします。秩序さえ守られれば、小さいことは正解を出す必要もないのです。

②自分の二極化の判断が生まれたきっかけを思い出す

何かを判断する際、二極化で考えようとしたら、なぜ自分はそうした観念やアイデア、コンセプトを持っているのか、子どもの頃にまでさかのぼって思い出してみてください。ちなみに、こうした観念、アイデア、コンセプトは、6～8歳ぐらいまでに固定化されるといわれています。

例えば、昔、靴のまま家に上がろうとして、ひどく叱られたとしましょう。すると大人になって他人が靴のまま家に上がってくると、無性に腹が立ってくるわけです。

こんなことが私たちの日常にはたくさん潜んでいて、自ら息苦しくしてしまっています。自分の脳が固定化したきっかけを探し出して、それはとってもちっぽけなことだと知ることが重要です。

習慣

29

体を動かす「日課」を作って脳を刺激する

○ハーバードの研究員はランニングを毎日していた

ハーバードの研究所に在籍していた頃、多くの同僚や上司がランニングやウォーキングなどのトレーニングを日課にしていました。ハーバードのあるボストンの街は、市民ランナーが一生に一度は走ってみたい大会として憧れる「ボストンマラソン」が行われることでも知られており、ランニングがとても盛んだったのもあるでしょう。

そういう私はボストンマラソンは出場していませんが、在学中にはニューヨークシティマラソンやホノルルマラソンを完走したり、職場まで1時間半かけてジョギングで通勤したりしていた時期もありました。

また、彼らは心身を鍛えるのはもちろんですが、**ランニングやウォーキングには脳を活性化させる働きがある**ことをなんとなくでも意識していたからだと思います。

夕方16時頃になると研究所に置いてあるトレーニングウェアに着替えて、ランニングやウォーキングに出かけていきました。

夕方の16時前後といえば、1日のうちで最も交感神経が高まり、体温や代謝が高くなる時間帯です。この時間帯に運動すると、消費カロリーが上がります。加えて、筋肉がほぐれているため運動能力が高く、怪我《けが》をしにくいという利点があります。

つまり、この時間帯に体を動かすことは科学的にもとても有用だといえます。

ランニングやウォーキングが脳によいとされるのは、大腿四頭筋、大腿二頭筋、下腿三頭筋など全身の筋肉の3分の2が集中する脚の大きな筋肉や、背中にある脊柱起立筋と呼ばれる筋群などを効果的に使い続けるからです。筋肉は神経につながり、神経はさらに脳へとつながっています。そのため、脚の筋肉が活発に動くと、神経の刺激が大脳新皮質に伝わり、その過程で脳幹が刺激されるのです。

また、走りながら目にする草花や建物といった景色が変化することで、多様な視覚情報が脳に入力されます。すると、**大脳の後頭野が活性化します。**ウォーキングによって脳が活性化するのは、「考える」「判断する」といった知的活動に関与する大脳新皮質が刺激を受けるからでもあるのです。

○ 効果的なポイントは 後ろ足の親指の使い方にアリ

とはいえ、ただダラダラとウォーキングをしていても効果は半減します。脳を鍛えるための、理想的なウォーキング方法をお伝えしましょう。

ポイントは2つあります。

①歩く前に立ったときの状態を確認する

正しい立位の姿勢とは、横から見たときに耳、肩、股関節《こかんせつ》、膝《ひざ》、踝《くるぶし》が一直線上にある姿勢です。体がゆがまないように意識して歩くことを心がけましょう。特に日本人に多いといわれる猫背の姿勢で歩き続けると、足や腰などに負担がかかり、故障の原因になるので注意しましょう。また、猫背の位置は脳の位置を不安定にさせます。ですから、頭がしっかり背骨の上に乗っかった位置を保てるように鏡でチェックしてみましょう。

②親指の蹴る力を意識する

前に出る足全体が地面についたら、後ろ足の親指で地面を蹴るのが正しい歩き方です。親指の力の入れ具合によって、どの程度前に進むかを意識すると、歩くスピードが細かくコントロールできるようになります。それにより、脳の運動野と感覚野が発達します。最近は、足の形に合わない窮屈《きゅうくつ》な靴で親指の機能を使っていない人が増えています。ウォーキングの際には、自分に合ったサイズの靴を履くことも大切です。

○ヨガで集中力を高める

脳を刺激し、体の調子も整えるにはヨガもお勧めです。

ヨガと言っても、ただ単にきれいなポーズをすることではありません。ヨガは脳と身体のバランスを保つのにも有効で、あなたが心から望む人生を探究していくきっかけになることもあるのです。

「アーサナ」と呼ばれるヨガの基本的なポーズは、前屈、後屈、回旋、側屈、バランス、逆転という6つの動きからなっています。前屈や逆転（頭を心臓より低い位置で保つポーズ）、回旋などは血圧を整えたり、血管のテンションを最適にしたり、腸内環境を整えたりするのにお勧めです。

また、ヨガを行うことで気持ちがリラックスすれば、脳内にセロトニンというホルモンが分泌されます。セロトニンは、精神の安定の維持に欠かせない物質です。

私は、毎朝、ヨガを30分と瞑想を20分することを日課にしていますが、その後の読書が楽しいくらい集中できます。

ヨガのやり方はいろいろありますが、毎日の習慣にしてみることをお勧めします。

習慣

30

脳の疲れが取れて「アイデア」が生まれるトレーニング

○運動野の活性が脳全体の活性化につながる

体を動かすトレーニングは、筋力強化や筋肉や関節を伸ばすだけでなく、脳を活性化したり、脳の疲労を回復させたりする働きがあります。

特に、普段運動をほとんど行っていない人ほど、脳に新たな思考回路を作るのに有効です。

なぜならば、日常の運動量と脳機能が密接な関係を持つからです。運動機能は大脳新皮質の中の一次運動野でコントロールされているのですが、**運動することによって、逆に一次運動野が活性化するのです。**さらに、一次運動野が活性化することで、感覚野などその周辺にまで刺激が及びます。これによって、知覚や思考、判断といった脳全体の働きも活性化します。

普段まったく運動をしない人は、一次運動野がほとんど働いていないない状態になっていますから、少し運動をするだけでも脳の活性化が実感できるでしょう。結果的に、**いつものパターン化された思考を解除して、新たな思考パターンを作る効果も期待できます。**

そこで、理学療法士の観点から推奨している、脳に特に効果のあるトレーニングを紹介しましょう。トレーニングは、場所を選ばず、短時間ででき、普段あまり体を動かしていない人でも、安全にできます。

①重心を整えるトレーニング

脳は、直立不動の時の位置が、最も安定します。しかし、体を傾けたりすると脳の位置はずれてしまい、不安定になります。

しかし、**重心を整えるトレーニングを積むことで、体が傾いても脳が今までよりは安定する**のです。そのトレーニングは、重心を整える筋肉をストレッチする（伸ばす）ことにあります。特に関係する筋肉は、上腕三頭筋《じょうわんさんとうきん》、広背筋《こうはいきん》、大腿四頭筋《だいたいしとうきん》の3つです。

重心を整えるトレーニング その1
「上腕三頭筋のストレッチ」

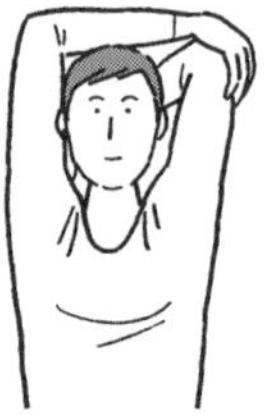

① 左手を右の肩に当てる。
次に、左腕のひじに、右手をあてがう

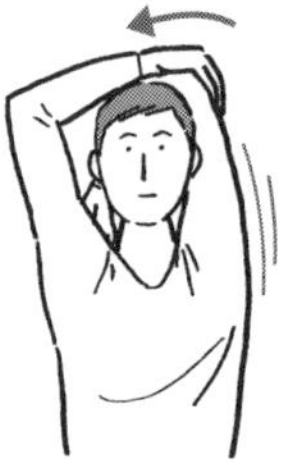

② 左のひじが後頭部にくるようにし、
右手を斜め下に引く。
この体勢を5〜20秒間保つ

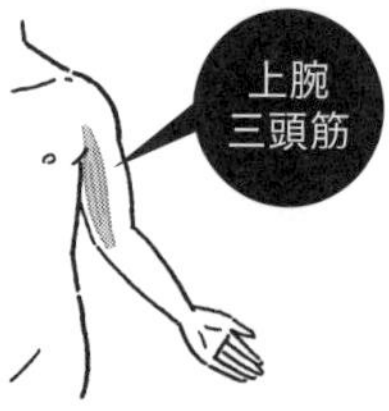

以上の「①→②」の一連の動作を、
左右交互に2回ずつ行えば終了

重心を整えるトレーニング　その2

「広背筋のストレッチ」

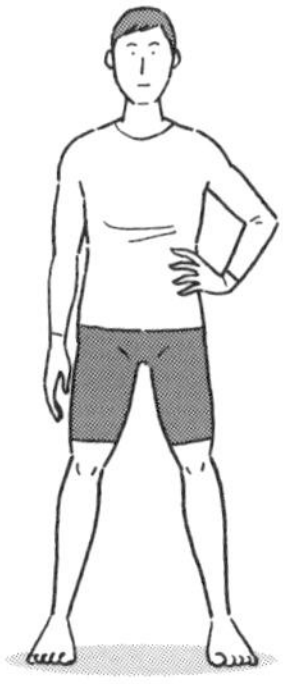

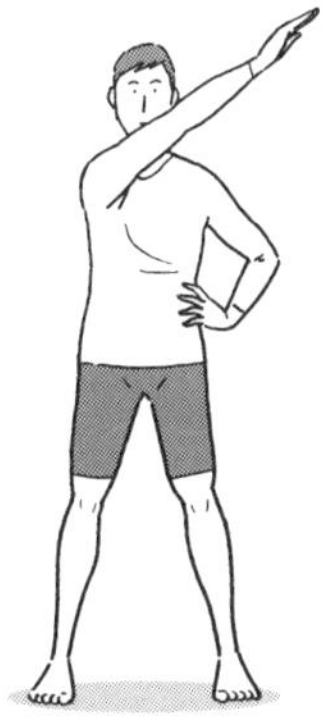

① 左手を腰に当てる

② 戦隊モノでの「変身！」という感じのポーズをとる！
つまり、右手を、顔の前を横切るかたちで、斜め左上のほうへ上げるということ

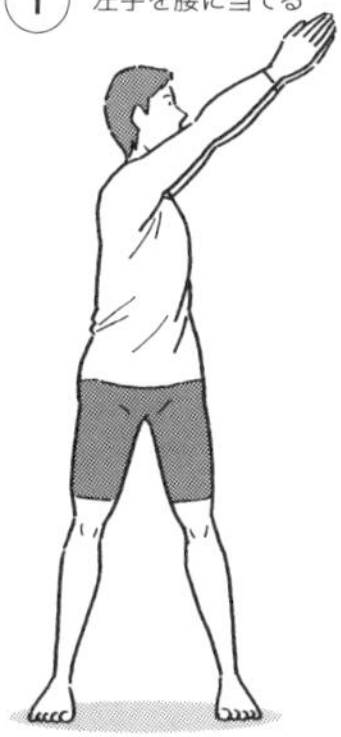

③ へそは正面に向けたまま上半身をひねり、右手と左手の手のひらを合わせる。顔は斜め左上に向ける。広背筋をよく伸ばす

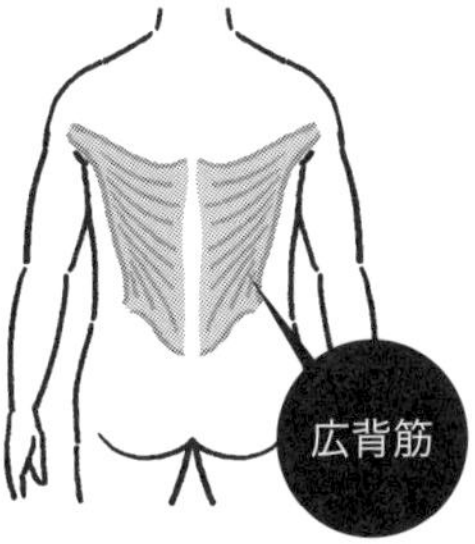

以上の「①→②→③」の一連の動作を、左右交互に2回ずつ行えば終了（右手を斜め上に挙げる→左→右→左、とするということ）
※順番は、「左→右→左→右」でも、もちろんOK。これは、他のトレーニングでも同様

重心を整えるトレーニング その3

「大腿四頭筋のストレッチ」

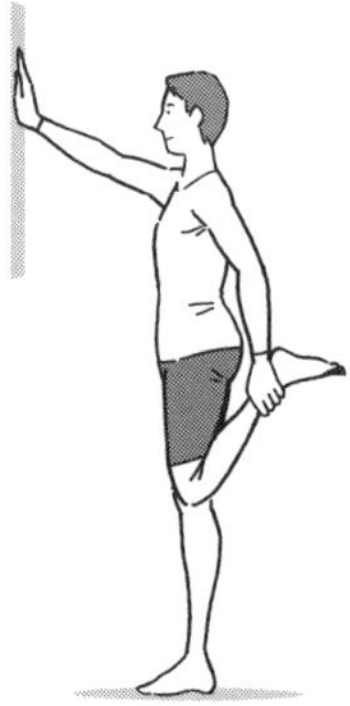

① 右手を壁について、
体が倒れないようにする。
次に、左足の足首を、
左手で持ち上げるようにする

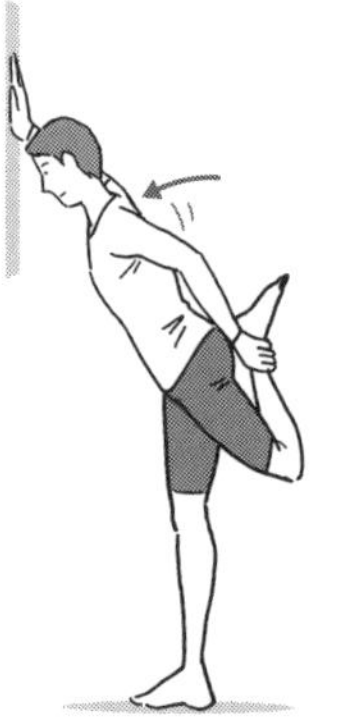

② 右足以外は、前傾させる

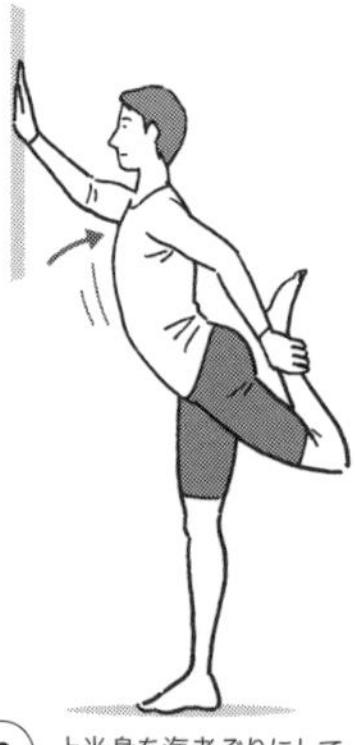

③ 上半身を海老ぞりにして、顔が
右手に向いているようにする。
大腿四頭筋がよく伸びていれば
OK。この体勢を5秒間保つ

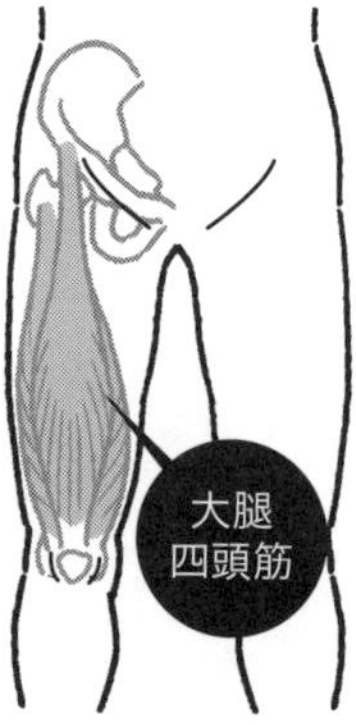

以上の「①→②→③」の一連の動作を、左右交互に2回ずつ行えば終了

②シナプスを活性化するトレーニング

第二の脳とも呼ばれる指は、脳と密接に関わる器官です。指先の細かい筋肉を使う動作は、神経細胞同士の情報伝達を担うシナプスの活動を活性化します。

シナプスを活性化するトレーニング（その1）
「足の指でペンを拾う」

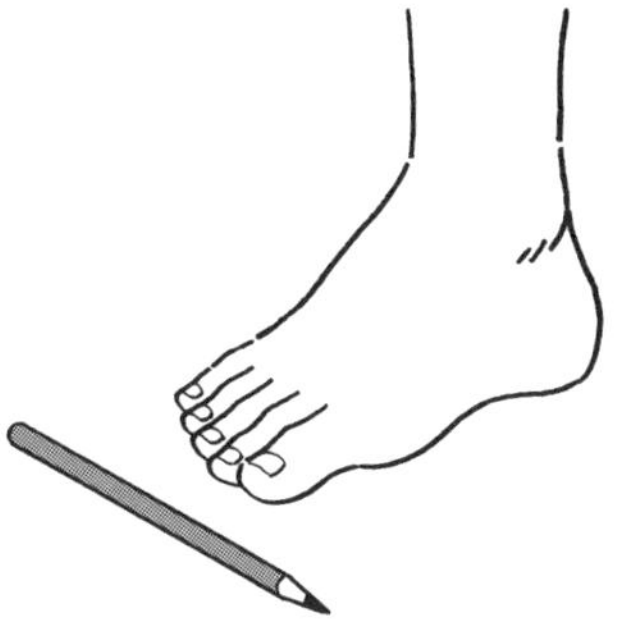

① ペンを床に転がし、裸足《はだし》になる

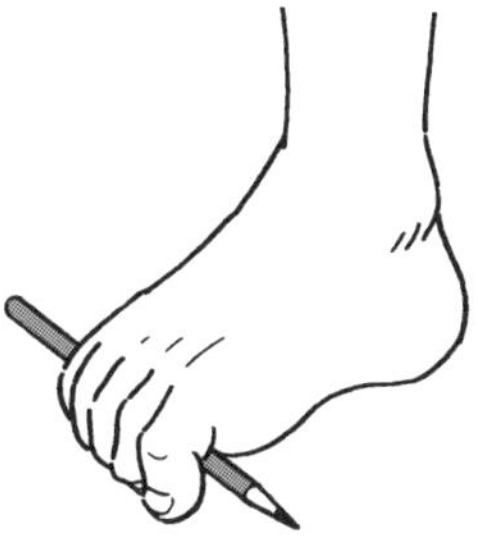

② 足の指でペンを拾う。
これを左右の足で交互に2回ずつ行う

シナプスを活性化するトレーニング（その2）

「足の指じゃんけん」

①

裸足になる。次に、足の指全部を、
足の裏のほうへ曲がるだけ曲げる。
これが「グー」の状態

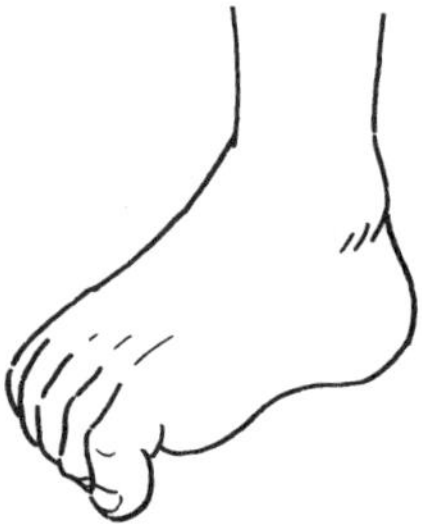

②

親指だけ他の４本と
向きが変わるようにする。
これが「チョキ」の状態

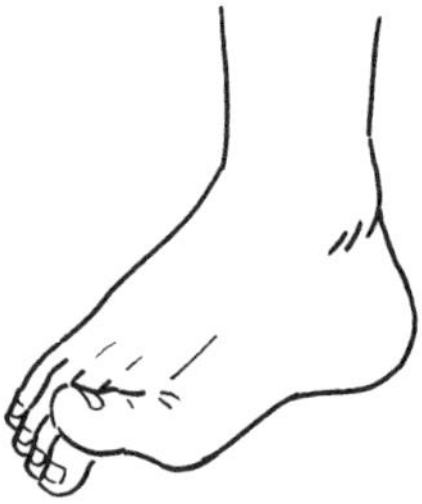

③

最後は「パー」。
指を広がるだけ
広げる

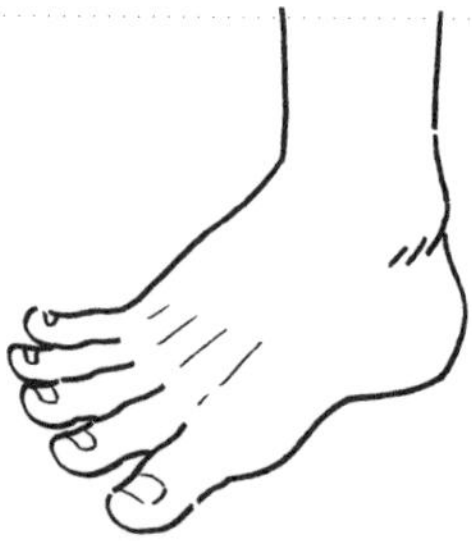

以上の「①→②→③」の一連の動作を、左右の足で交互に2回ずつ行えば終了

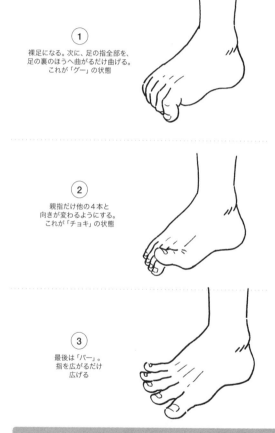

シナプスを活性化するトレーニング その3
「くっつき指の大移動」

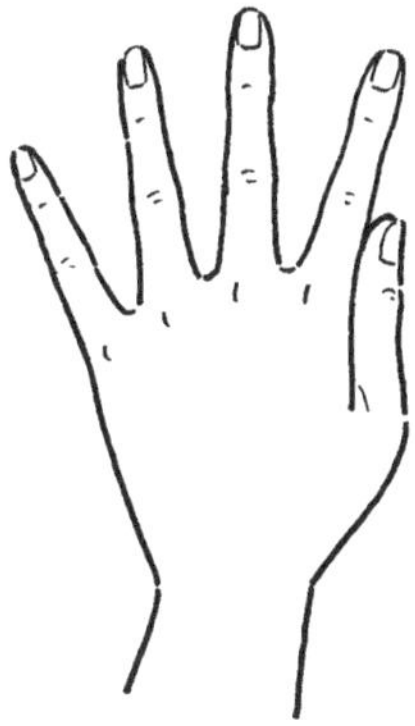

1 親指と人差し指をくっつけ、他の指は互いに離れているようにする

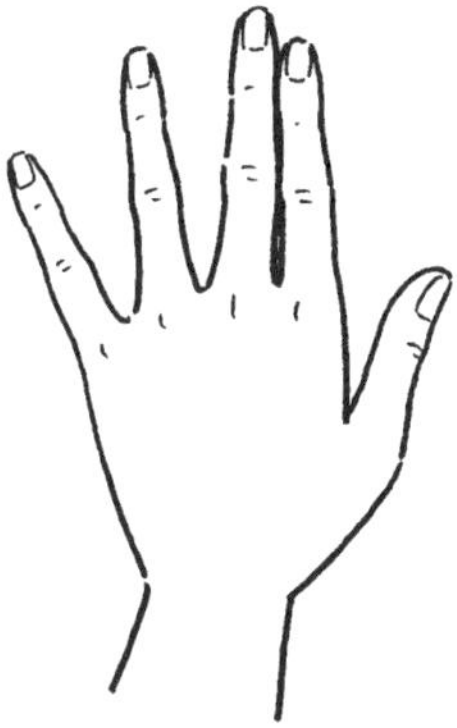

2 人差し指と中指がくっついており、他の指は互いに離れているようにする。以下、「中指と薬指だけくっつける→薬指と小指だけくっつける」と進める。素早くできるほうがよい

以上の一連の動作を、左右の手で交互に2回ずつ行えば終了

③呼吸力をアップさせるトレーニング

脳は酸素を使って活動し、老廃物として二酸化炭素を発生させます。そこで、**脳により多くの酸素を送り込み、二酸化炭素をより多く排出させれば、脳のパフォーマンスは向上します。**つまり、多くの酸素を吸い、多くの二酸化炭素を吐き出す呼吸ができるのが理想です。

酸素を吸い込む力を鍛えるトレーニング
「肩の上げ下げ運動」

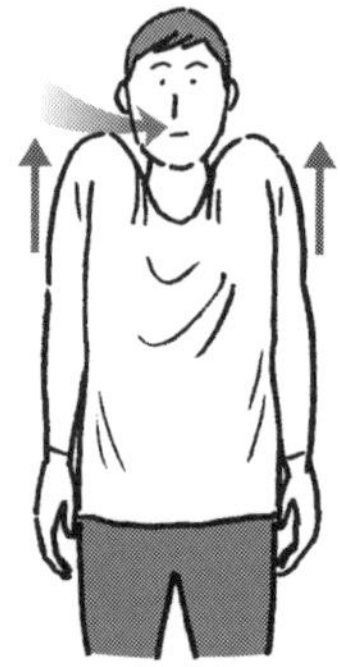

① 背筋は伸ばし、両足を肩幅に開いて立つ。
鼻からゆっくり息を吸いながら、
両肩を上げていく。
両肩が上がり切ったら、その体勢を５秒間保つ

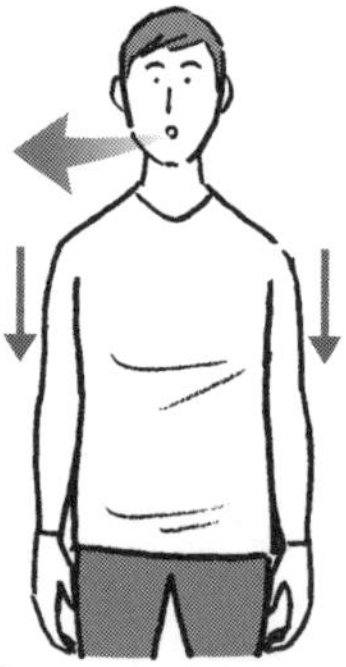

② 息を吐きながら、両肩を下ろす

以上の「①→②」の一連の動作を、
5〜10回行えば終了

二酸化炭素を吐き出す力を鍛えるトレーニング

「腹と体の側面を伸ばす運動」

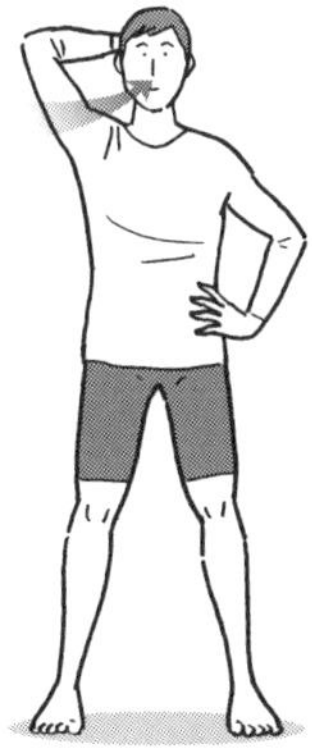

① 背筋は伸ばし、両足を肩幅に開いて立つ。
左手を腰に、右手を後頭部にあてる。
次に、鼻からゆっくりと息を吸う

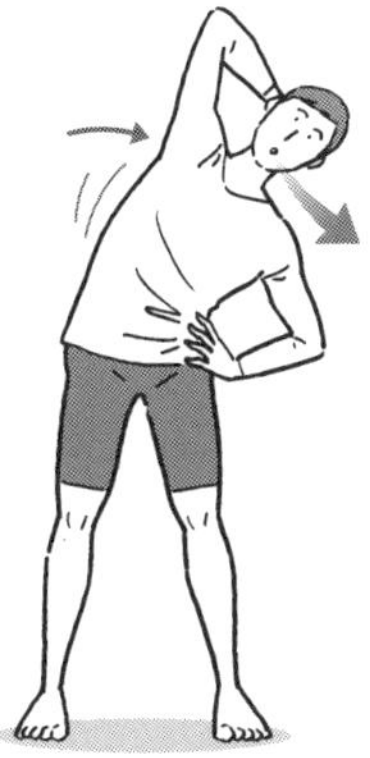

② 口から息を吐きながら、右ひじを上げて、上半身を左へ傾けていく。
５秒間かけて行うのが望ましい

以上の「①→②」の一連の動作を、左右交互に5〜10回行えば終了

習慣

31

苦手な人に向き合って「自分らしさ」を見つける

○ 嫌悪感の正体はその人自身ではない

嫌いな人や苦手な人には、なるべく関わりたくないというのが大方の人の本音だと思います。ところが、**嫌いな人や苦手な人とつき合うと、脳の活性化に有効な場合があるのです。**

相手のことを嫌いだと感じる理由は、主に2つのケースに分けられます。

1つ目は、自分とは正反対の考えを持つ相手や価値観がまったくかけ離れている人の場合。こちらは、理由が明確ですから、どうしても相性が合わなければ無理してつき合うことはないでしょう。選択や決断がまったく違うので、人生で絡み合うことも、あまりないはずです。


2つ目は、どの部分かは指摘できないけれど、「なぜか嫌い」「なんとなく苦手」といった感情を持ってしまう場合。実は、このケースの相手こそ、つき合うことで脳を活性化させるチャンスがあるのです。

そのメカニズムをひもといてみましょう。

なんとなく嫌い、苦手という場合、実は、相手の中に自分自身の嫌いな部分を見ていることがとても多いのです。相手自体ではなく、自分の嫌だと感じているところを見せられて嫌悪感を抱いているというわけです。

ですから、嫌悪感を持つ相手と接することで、自分が感じる自分の嫌な部分を突き詰めて考えるよい機会になります。自分のことは、わかっているようでいてわかっていないもの。誰でも自分の嫌な部分にはなるべく目を背けようとしがちです。

また、普段は無意識に隠している自分の弱点を知れば、思考のパターンを変えるきっかけになります。**弱点としてブロックしていた部分に目を向ければ、その弱点を克服しようとしたり、嫌な部分をなくそうとしたりし、それで思考のパターンが変わる**からです。

そして、嫌な部分と付き合っていくうちに、しだいに嫌と感じるどころかユニーク、チャーミングとまで思ってきたりします。すると不思議なことに今まで隠していた弱みを強いて隠さなくてもいいかなと思い始め、それを他者にさらけ出すこともいとわないようになってきます。

今まで弱みと感じていたものが、強みとしてポジティブに転換したというケースもよく聞きます。強調したいのは強みも弱みもしっかり自分自身として受け取ることで、他の人の強みと弱みも、その人らしい、ユニークだと受け取れます。

嫌な人とでも良好な関係になる上、脳を鍛えられるという一石二鳥のトレーニングを2つ紹介しましょう。

①その人が得意なことで、自分にはないものを探し、相手を褒める

②一緒に何かできないか探して、それを伝える

そうして嫌いな相手とでもつき合えるようになったら、次に大切なのは感謝の気持ちを述べることです。「いつもありがとう」という言葉を伝えると、自分だけでなく、相手の脳にも影響を与えて、互いへの親密度が増します。

嫌いな人に近づき、褒めるのは最初はなかなか難しいかもしれません。しかし、漠然と嫌いだった人が、自分と似ている部分があるから嫌いだったということが分かれば、**同類意識が芽生え、相手への共感が生まれるもの**です。

自分以外の人を変えることは、とても難しいです。自分を変えようとトライするほうが簡単ですから、なんとなく苦手、嫌いという人が現れたときこそ、自分の思考パターンを変えるチャンスだと思ってください。

習慣

32

自分を実況中継して「ミッション」に気づく

○ 自分の感情と向き合う
4つの質問と3つの置き換え

イライラしたり、緊張したりして、感情が高ぶると、冷静に考えることが妨げられて、私たちが本来持っている能力を発揮できなくなります。このように感情で選択したり決断したりしたことは、ほとんどが成功と呼ばれる方向に導かれず、後で後悔することになりかねません。

ここではもう1つ、扁桃体に働きかけて、感情をコントロールするメソッドを紹介します。それは、1人で自分の気持ちを問いつめていくというものです。

私は、この方法をロサンゼルスで行われたバイロン・ケイティ氏の「ザ・ワーク」というセミナーを受講した際に知りました。

まず、目を軽く閉じて、何か、過去にとても傷ついた、トラウマとなっている感情を思い出してみてください。またその感情が生まれた体験を、できるだけありありとイメージしてみてください。その経験を呼び起こします。

例えば、「私は上司に怒っている。なぜなら、上司は私の不平不満ばかりを言っているから」というイメージに対して、次の質問を投げかけてみてください。

1．それは本当ですか？
2．絶対にそうだと言い切れますか？
3．それが起こったときに、あなたはどういう反応をしますか？
4．この状況がなければ、あなたはどう感じますか？

そして、そんな気持ちを抱いている自分の姿を、上から眺めるかのように観察してください。ここで重要なのは、何かに気づくということです。

次に、「上司は私の不平不満ばかりを言っている」という「理由」の一部を置き換えて、次のA、B、Cの3つの文章を作ってみます。

A．「私は私の不平不満ばかりを言っている」というように、主語の「上司」を「私」に置き換え、実例を出す
B．「私は上司の不平不満ばかりを言っている」というように、主語を入れ換えて、

実例を出す

C．「上司は私の不平不満をまったく言わない」と、否定文に置き換え、実例を出す

こうして**自分が感情的になっていることに対して、ほんの少し視点を変えてみるのです**。すると最後は、上司が私に対して不満を持っていたのではなく、自分自身が不平不満を言っているから、上司は私に対して不平不満ばかりを言うことに気がつくこともあり、感情が安定していきます。

※詳しい内容については次のURLを参照してください。

https://thework.com/sites/nihongo/

実際の「ザ・ワーク」のセミナーでは、2人一組になって感情と向き合いますが、ここでは1人で感情と向き合う方法にアレンジしました。

○実況中継しているうちに冷静さを取り戻すことができる

次に、実況中継で感情をコントロールするというメソッドをご紹介しましょう。

その方法は、非常に簡単です。**感情が乱れていると感じる際に、自分に対して「今の心境はどうですか？」「それは本当ですか？」などと問いかけ、それに対して実況中継風に答えるだけ**です。

これを習慣化すると、感情が揺さぶられるような事態が起きたときでも、冷静さを取り戻すことができるようになります。

例えば、得意先から理不尽な注文がきたときや、上司からできそうもないような仕事の指示を受けたときを想定してみましょう。

【問いかけ1】「今の心境はどうですか？」

実況中継の例　「今、私は、得意先（上司）のむちゃな注文に猛烈に腹が立っています」

【問いかけ2】「それは本当ですか？」

実況中継の例　「そんなのあったりまえじゃん。そんなむちゃくちゃな注文、できるわけないだろ。『できるもんならお前がやってみろ！』と言ってやりたい」

というように、自分が今置かれている状況と、それに対して持っている感情を臨場感たっぷりに説明してみましょう。そして最後に、

【問いかけ3】「それは絶対に本当だと言い切れますか？」

実況中継の例　「あれっ⁇　ちょっと待てよ。『絶対に』と言われたらそうでもないのかもしれない。もしかしたら得意先は、自分を信頼してこれだけのことをお願いしてくれているのかも。『自分の成長のために』と願って、きついことを言っているとしたら……」

実況中継をしながら、自分の内なる心と会話をすることで、その感情が思い込みだということに気づき、逆に得意先に感謝の気持ちまで出てくることもあります。

実況中継の例の続き　「明日、『いつもありがとう』って感謝の気持ちを伝えよう。何かおみやげでも持っていくかな？」「明日からが楽しみ。なんかワクワクしてきたよ！」

そもそも感情が高ぶっているときには、冷静に思考できない状態です。このトレーニングは、逆に**冷静に自分の考えを言葉にするときに働く脳のブローカ野の部分を積極的に使うことで、扁桃体を平静に戻そうというもの**です。

人は自分のことは分かっているようで、よく分かっていないもの。自分でなかなか感情がコントロールできないとき、少しだけ意識を変えて、客観的な視点で自分実況中継に取り組んでみてください。自分を知るための手がかりとなり、深遠なる自分自身に出会える機会となるでしょう。

鳥の目になった気分で、あなたという世界を見てみましょう。

習慣

33

人生を豊かにする2つの「脳内ホルモン」を利用する

○ 精神安定作用のある「セロトニン」と〝幸せホルモン〟の「オキシトシン」

ポジティブな状態に脳を安定させるために、私が着目していることがもう1つあります。それは、脳を安定させる作用のあるホルモンの分泌を正常に働かせることです。

脳を安定させるためのキーになるホルモンは2つあります。セロトニンとオキシト

シンです。それぞれで働きが少しずつ異なります。

1．セロトニン

セロトニンは、運動や認知、情動に関与する中脳の縫線核《ほうせんかく》で作られます。**主に精神の安定を維持するために欠かせない物質**です。脳内を平安にするための物質と言えるでしょう。では、セロトニンの分泌を活性化するための方法を紹介します。

①外に出て太陽の光をめいっぱい浴びる

太陽光でセロトニンが目覚め、分泌が活性化します。

②腹式呼吸をする

深く呼吸を行うことで、心身がリラックスしてセロトニンの分泌を促します。

③一定のリズムで運動を行う

特に歩行、よく噛《か》むこと、呼吸の3つが有効です。毎日一駅分を歩く、食べるときは30回くらいよく噛む、長時間の作業が続いた時は腹式呼吸を1分程度行うことで、あなたのセロトニンパワーは絶大になるでしょう。

2．オキシトシン

オキシトシンは視《し》索《さく》上《じょう》核《かく》の神経分泌細胞で作られます。

従来は赤ちゃんホルモンといわれ、妊娠、出産、授乳に強く関わることがよく知られていました。つまり、男性にはあまり縁がないホルモンだと認識されていたのです。

最近は、男女問わず、オキシトシンがこれらの作用以外にも脳でしっかり働くことが、健康を保って生きていくために必要だということが明らかになってきました。

オキシトシンが通称、〝信頼ホルモン〟〝幸せホルモン〟〝絆のホルモン〟とも呼ばれているように、幸せを感じるには、このホルモンの分泌が欠かせません。

また、**他人との信頼、絆を深めているときにもオキシトシンが重要な働きをします。**

例えば、母親が子どもをおんぶやだっこする密着行動が、赤ちゃんのオキシトシン量を増加させて安心させるのです。このような作用のあるオキシトシンの分泌を活性化するには、以下の方法が有効です。

①ハグ

ハグをすると双方のオキシトシンレベルが上がり、あなたの幸せ度がアップしていくのを実感できるでしょう。

②マッサージ

他者に触れる（グルーミング）という行為が、オキシトシンの分泌促進に有効であることが知られています。

③飲み会に参加する

高揚感や、リラックスした幸せな気持ちが、オキシトシンの分泌に有効です。オキシトシンの分泌量アップを口実に飲み会に出席するのも1つの方法かも⁉　しかし、飲みすぎは禁物ですよ。

この他、感動、共感、好奇心を持つことなども、オキシトシンを刺激するには絶好の行動となります。ぜひ、人との絆を深めてオキシトシンの分泌につとめてください。

おわりに

みなさんは、どういう人生を歩みたいでしょうか。

かつては、将来の目標を定めて、それに向けて努力することがよいとされてきました。ですが、もはや「結果ありき」の時代ではありません。

あなたが「今、どう生きるか」、ということにこそ意味があります。結果にこだわることでは、その結果以上のものは得られないからです。

人生には予期しないことが起きます。でも意外性こそが人生のおもしろさであり、それにどう対応していくかが、その人らしさといえるのではないでしょうか。

大事なのは「今」です。

今、何をしたいか？
今、何ができるか？
今、何に応えられるか？

脳をうまく使って、発想を自由に、豊かにすることが求められています。

本文でも書きましたが、私はハーバードで研究をする中で、自分が本当にやりたいことに気づき、別の道へ進むことを選びました。それは、人と接して人を幸せにするために、理学療法士、セミナー講師、写真家など、さまざまな肩書で自由に活動をすることでした。

しかし、やりたいことが次々に実現していた矢先、新型コロナウイルス感染症の脅威が世の中を襲いました。そのとき、私はセミナー講師として世界中を飛び回っていました。当然、海外での活動予定はすべてキャンセル。ひどく落ち込みました。

でも、失敗は、これまでの生き方が変わるチャンスです。コロナ禍という今だからこそ、誰に喜びを届けられるのか、自由な発想を試みました。

そして今、訪問リハビリや地域医療、動物のリハビリ、ヨガ講師に取り組みながら、「生き方を変えたい」という人たちに、それを可能にする脳の使い方をオンラインでお伝えしています。

この本は、2016年に『ハーバードで学んだ脳を鍛える53の方法』という題名で刊行されました。そして今、当時にも増して、固定観念の枠を超えて、しなやかに生きていく必要を感じ、改めてメッセージをまとめました。

不確定なことが多い世の中ですから、できることしか目が届かなくなるかもしれません。それは脳が働きかけていることなので、当然とも言えます。でも、変わるチャンスは今この時なのです。それを恐れずに、自分の心の声に素直になって挑戦をしてほしいと思います。

それこそが、冴えた脳の使い方だからです。

かく言う私自身、実は今日まで1つだけできずにいたことがあります。それは母に「ありがとう」と言うことです。

昔から母には怒られてばかりで、関係性がよいとは言えず、まったく口をきかない時期もありました。でも、皆さんにお伝えしたように、抵抗感があることこそ、成長できるチャンスなのです。

長年、目を背けていたことに、今、挑戦します。

お母さん

この世に僕を産んでくれてありがとう。

今日まで元気でいてくれてありがとう。

お母さんの期待に応えられない息子でごめんなさい。
あなたが母親であることを憎んで、恥ずかしくて、大嫌いだったときもあったけど、
今思えば、そういう時期があったからこそ今の僕がいます。
お母さんのおかげで、少しずつ成長できていた僕がいます。
心からありがとう。

母はコロナ禍を機に、アルツハイマー型認知症を発症しました。それまであまり会うこともなかったのですが、生活をサポートするために実家に行く機会が増えました。
ある日、母の家を後にするとき、こう言われたのです。

「あなたが帰ってしまうと寂しい」

今まで強く生きてきた母から初めて聞く、弱気な言葉でした。
母が、私のことを自分の息子だとわかるうちに、感謝を伝えなければならない。そ

う思ったのは、こうしたことがあったからです。

みなさんの中にも、感謝の気持ちをなかなか伝えることができない人や、長く仲たがいしている人はいませんか。この本を手に取っていただいた今なら、その人たちに「ありがとう」と言えるかもしれません。

もしそれができたなら、これまでの脳のブロックが外れ、みなさん自身や、みなさんの周りの環境が変化していくのを感じられるはずです。

人生をより豊かにして、〝自分らしさ〟を最大限に引き出すきっかけは、常にあなた自身の中にあります。

脳をうまく使えば、難しいことではありません。

川﨑康彦

ハーバードの研究員が教える
脳が冴える33の習慣

発行日　2023年3月14日　第1刷

著者　川﨑康彦

本書プロジェクトチーム

編集統括	柿内尚文
編集担当	栗田亘、福田麻衣
カバーデザイン	小口翔平＋後藤 司（tobufune）
本文デザイン	嵩あかり（tobufune）
イラスト	中村知史
編集協力	小林謙一、宇治有美子
校正	東京出版サービスセンター
DTP	G-clef
営業統括	丸山敏生
営業推進	増尾友裕、綱脇愛、桐山敦子、相澤いづみ、寺内未来子
販売促進	池田孝一郎、石井耕平、熊切絵理、菊山清佳、山口瑞穂、吉村寿美子、矢橋寛子、遠藤真知子、森田真紀、氏家和佳子
プロモーション	山田美恵、山口朋枝
講演・マネジメント事業	斎藤和佳、志水公美、程桃香
編集	小林英史、村上芳子、大住兼正、菊地貴広、山田吉之、大西志帆
メディア開発	池田剛、中山景、中村悟志、長野太介、入江翔子
管理部	八木宏之、早坂裕子、生越こずえ、本間美咲、金井昭彦
マネジメント	坂下毅
発行人	高橋克佳

発行所　株式会社アスコム

〒105-0003
東京都港区西新橋2-23-1　3東洋海事ビル
編集局　TEL：03-5425-6627
営業局　TEL：03-5425-6626　FAX：03-5425-6770

印刷・製本　中央精版印刷株式会社

Printed in Japan ISBN 978-4-7762-1270-6

本書は、2016年1月に弊社より刊行された『ハーバードで学んだ脳を鍛える53の方法』を改題し、
加筆・修正したものです。